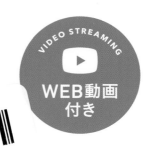

Clinical
Nursing
Skills

ひとりだちできる
がん化学療法看護

編集 小西 敏郎 東京医療保健大学 副学長・医療栄養学科長・教授

▶ **知識**

▶ **副作用**

▶ **薬の管理**

▶ **治療と患者対応**

Gakken

Clinical Nursing Skills
Cancer Chemotherapy Nursing

編 集

小西 敏郎　東京医療保健大学 副学長・医療栄養学科長・教授

執 筆 （執筆順）

臼杵 憲祐　NTT東日本関東病院 血液内科 部長

半下石 明　国立国際医療研究センター病院 血液内科 診療科長

中山 厳馬　がん研究会有明病院 消化器化学療法科 副医長

後藤 悌　国立研究開発法人国立がん研究センター中央病院 呼吸器内科 外来医長

伊澤 直樹　聖マリアンナ医科大学病院 腫瘍内科 主任医長

内野 慶太　NTT東日本関東病院 腫瘍内科 部長

金野 史　国立研究開発法人国立がん研究センター中央病院 51期レジデント

加戸 寛子　NTT東日本関東病院 薬剤部

清水 幸雄　NTT東日本関東病院 薬剤部

柴田 基子　日本赤十字社医療センター 看護部 中央処置室（化学療法室）看護師長
　　　　　　　がん化学療法看護認定看護師

編集担当：海辺雛子，黒田周作
カバー・表紙・本文デザイン：星子卓也
表紙イラスト：日本グラフィックス
DTP：学研メディカル秀潤社制作室
本文イラスト：zoi，日本グラフィックス，青木 隆
撮影協力：NTT東日本関東病院，日本赤十字社医療センター
写真撮影：亀井宏昭写真事務所

はじめに

　本書は，ナースの皆さんに大変好評だった「はじめてでもやさしい　がん化学療法看護−抗がん薬を扱う知識と副作用マネジメント」を，大きくバージョンアップしました．新しい多くの抗がん薬を加え，また薬の作用については説明とイラストも増やして，読みやすくいたしました．

　新人の方だけでなく，初めて化学療法センターに配属された方や，久しぶりにがん化学療法の患者さんを担当する方でも，がん化学療法の基本的な処置，検査，治療，ケアの知識や技術について十分理解できるように，イラスト，写真，図表を用いてわかりやすく説明してあります．さらに，新たに処置や検査，手技についてわかりやすく紹介した22種のWeb動画による解説を，2次元バーコードから視聴できるようにしました．

　近年，悪性腫瘍に対するがん化学療法の進歩はめざましいものがあります．抗がん薬は細胞障害性抗がん薬，分子標的薬，ホルモン療法薬など多種にわたるようになり，さらに免疫チェックポイント阻害薬も加わって，効果がみられる患者さんは著しく増えてきています．

　また，抗がん薬の投与は，入院して病棟で行うのでなく，外来で行うことが圧倒的に多くなり，がん化学療法に多くのナースが携わるようになってきました．

　しかし，新たな薬剤の登場で，副作用も悪心・嘔吐，口内炎，脱毛，骨髄抑制などだけでなく，従来では少なかった腫瘍崩壊症候群，免疫関連有害事象（irAE）などの副作用がよくみられるようになってきました．緊急の対応を必要とするオンコロジック・エマージェンシーも経験されます．

　患者さんに安心して治療を受けていただくためにも，チームでがん化学療法を行わねばなりません．ナースも，確実な知識に基づいて，患者さんから適切な情報をえて，迅速に判断できることが必要です．副作用については，まずナースに相談する患者さんが多くいらっしゃいます．ナースは，医師・薬剤師の方々と円滑にコミュニケーションがとれるように，また医師が気づく前にナースがチェックできるように，抗がん薬について学んでおく必要があります．

　本書を読めば，イラストでわかりやすく解説してあり，動画でも確認できるので，きっと安心してがん化学療法の業務に取り組めるでしょう．ナースの皆さんの日常業務に役立てていただければ幸いです．

2021年6月

小西　敏郎

Contents

本書は2014年発行の「はじめてでもやさしい がん化学療法看護」を元に内容を見直し，動画を付与して編集したものです.

Web動画の見方

- 本書の内容で動画データが収録されているものには， を付けて示しました．本文や図解と併せて動画を確認すれば理解度がさらにアップします！

- 動画の再生には，トップメニューから動画を選択する方法と，直接動画を確認する方法の2つがあります．

動画の再生方法

1 トップメニューから順番に動画を確認

お使いのブラウザに，下記URLを入力するか，右の2次元バーコードを読み込むことで，メニュー画面に入ります．希望の動画を選択し再生することも可能です．

https://gakken-mesh.jp/cancer-chemotherapy-nursing/

2 2次元バーコードから直接動画を確認

本文に印刷された2次元バーコードを読み取ると，動画の再生画面に直接ジャンプします．本文の解説と併せて動画を確認できます．

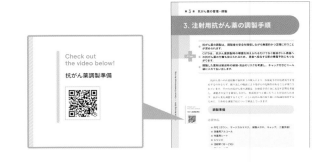

動画の一例

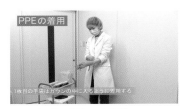

● 抗がん薬調製室入室準備

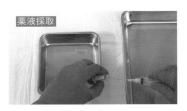

● アンプル製剤の取り扱い

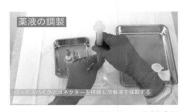

● ケモセーフロック™を用いた調製手順

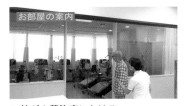

● 抗がん薬治療における
　患者オリエンテーションの流れ

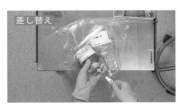

● 抗がん薬ボトル交換の手順

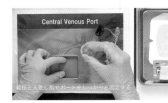

● 皮下埋め込み型中心静脈ポート
　穿刺の手順

推奨閲覧環境

- ● パソコン（WindowsまたはMacintoshのいずれか）
- ● Android OS搭載のスマートフォン/タブレット端末
- ● iOS搭載のiPhone/iPadなど

- OSのバージョン，再生環境，通信回線の状況によっては，動画が再生されないことがありますが，ご了承ください．
- 各種のパソコン・端末のOSやアプリの操作に関しては，弊社ではサポートいたしません．
- 通信費などは，ご自身でご負担ください．
- パソコンや端末の使用に関して何らかの損害が生じたとしても，弊社は責任を負わないものとします．各自の自己責任でご対処ください．
- 2次元バーコードリーダーの設定で，OSの標準ブラウザを選択することをお勧めします．
- 動画に関する著作権は，すべて株式会社学研メディカル秀潤社に帰属します．本動画の内容の一部または全部を許可なく転載，改変，引用することを禁じます．
- 動画は予告なく削除される可能性があります．

動画収録内容一覧

第 **1** 章

抗がん薬の知識

Contents

1. 抗がん薬の分類と特徴

 抗がん薬の分類

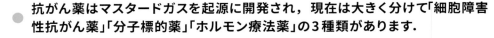

- 抗がん薬はマスタードガスを起源に開発され，現在は大きく分けて「細胞障害性抗がん薬」「分子標的薬」「ホルモン療法薬」の3種類があります．
- 近年では「免疫チェックポイント阻害薬」など，新たな分子標的薬も開発されています．
- 各抗がん薬の薬物有害反応や免疫関連副作用に注意しましょう．

 Check

抗がん薬の開発

抗がん薬の起源 (図1)

　抗がん薬の起源は毒ガスです[1]．第一次世界大戦の1917年にドイツ軍がカナダ軍に対して実戦で使用して以来，マスタードガスは毒ガスとして用いられていました〔第一次世界大戦のイープル戦線で初めて使われたため，イペリット（Yperite）ともよばれます〕．このガスに曝露された人々は，遅発性の重篤な造血器障害を引き起こすことが知られていました[1]．

　こうした経験から，Louis S Goodman と Alfred Gilman はマスタードガスより揮発性の少ないナイトロジェンマスタードをリンパ腫の治療に用いることを考えました．

　そして，1942年に非ホジキンリンパ腫[*1]の患者にナイトロジェンマスタードが静脈投与され，一時的にではありましたが腫瘍の縮小効果が確認されました．これが臨床で初めて用いられた抗がん薬で，アルキル化薬として現在も用いられている薬物の元なのです．当時，この結果は軍事機密で，公表されたのは1946年のことでした．

　同時期に，ハーバード大学のSidney Farberは白血病の研究をしていて，葉酸

用語解説
*1 非ホジキン
　　リンパ腫
リンパ球の悪性腫瘍はホジキンリンパ腫と非ホジキンリンパ腫に大別される．非ホジキンリンパ腫はさらにT細胞リンパ腫，B細胞リンパ腫，NKまたはNK/T細胞リンパ腫に分類され，ホジキンリンパ腫以外の悪性リンパ腫をさす．

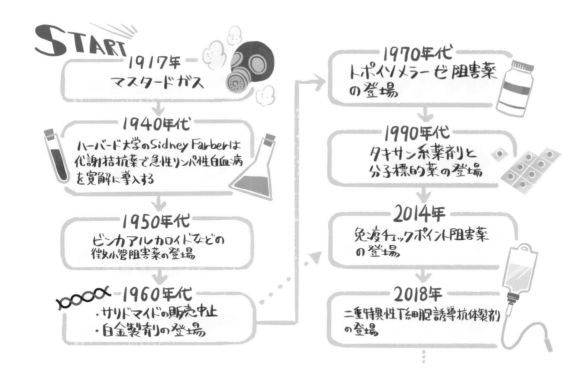

図1 ● 抗がん薬の歴史

代謝拮抗薬を急性リンパ性白血病の小児に投与して一時的に寛解*²に導入することに成功しました[1].

抗がん薬の開発の経過

分子標的薬

　その後，腫瘍細胞の増殖を抑制するさまざまな物質が探索され，1950年代にビンカアルカロイドなどの微小管阻害薬，1960年代には白金製剤，1970年代にはトポイソメラーゼ阻害薬，1990年代にはタキサン系薬剤が開発されて臨床に導入されました. また，この年代になると分子生物学の進歩により遺伝子やタンパク質の構造や機能の解明が進み，腫瘍細胞の増殖や生存にかかわる分子が明らかになりました. そして，これらの分子を標的としてその働きを阻害する薬物がつくられるようになり，今では分子標的の薬と呼ばれています[1].

ホルモン療法薬

　一方，乳がん，前立腺がん，子宮がんなどのがん細胞には性ホルモン依存性増殖という性格があることが知られ，それを利用した治療として，内分泌臓器を摘除する主に外科的なホルモン療法が開発されてきました. 1896年の乳がんに対する卵巣摘出術がはじまりです. 1940年代にはホルモン製剤がホルモン療

法として用いられるようになりました．その後，分子生物学の進歩によりホルモン受容体の構造や機能の解明が進み，さまざまなホルモン療法薬が開発されました．

免疫チェックポイント阻害薬

また，1950年代に催眠鎮静薬として開発されたサリドマイドは，妊娠悪阻に対して用いられていましたが，アザラシ肢症という新生児奇形を引き起こし，1960年代に販売が中止となりました．

その後，長い間を経てサリドマイドの催奇形性が，胎児肢芽の発生における血管新生抑制作用による二次的なものであることが明らかにされました．また，免疫調節作用を有し，多発性骨髄腫などの治療に効果があるということがわかったため，その誘導体も開発されました．

近年では腫瘍免疫のメカニズムの解明が進み，免疫チェックポイントにかかわる分子を標的とする「免疫チェックポイント阻害薬」と呼ばれる分子標的薬が開発され[2]，わが国においては2014年に悪性黒色腫で保険適用されて以降，様々ながん種の治療に用いられています[3]．

また，同様に特定の腫瘍抗原を認識する抗体とT細胞抗原に対する抗体をキメラ化[*3]し，腫瘍細胞と細胞障害性T細胞をブリッジすることによって，T細胞から細胞障害性作用をひき起こす成分であるパーフォリンやグランザイムなどが放出されることにより，腫瘍細胞をアポトーシス[*4]に導く二重特異性T細胞誘導（BiTE®）抗体製剤「ブリナツモマブ」が2018年に開発されました．

● 免疫チェックポイントとは

免疫細胞の1つであるT細胞（Tリンパ球）は，がん細胞を攻撃・排除する性質を持つ反面，自己の細胞や組織への不適切な免疫応答や過剰な炎症反応を抑制するための機能も持っています．この機能のことを「免疫チェックポイント」といいます．

一方がん細胞は，T細胞の「免疫チェックポイント」を作動させる機能を持っています．そのため，この機能が働くとT細胞は活性化が抑制されてしまい，がん細胞を攻撃・排除できなくなってしまいます．

抗がん薬の分類と特徴

抗がん薬は，細胞障害性抗がん薬（殺細胞薬）と分子標的薬（**表1**），ホルモン療法薬に分けられます[4]．

細胞障害性抗がん薬（殺細胞薬）

細胞障害性抗がん薬（殺細胞薬）は，ほとんどすべてのDNA代謝に働きかけて，これを障害することによってその増殖抑制効果や殺細胞効果を発揮しま

用語解説
＊3　キメラ化
人為的に遺伝子を改変し，2つのタンパク質を融合すること．

＊4　アポトーシス
細胞自己死

略語
BiTE®
二重特異性T細胞誘導：
Bi-specific T cell engagers

略語
DNA
デオキシリボ核酸：
deoxyribonucleic acid

表1 ● 抗がん薬の分類

	細胞障害性抗がん薬	分子標的薬
開発の経緯	多くは偶然発見 （土壌，植物，海中など）	計画的に開発 （抗体，コンピュータを用いてデザイン）
種類	アルキル化薬，白金製剤，代謝拮抗薬，抗がん性抗生物質，植物アルカロイドなど	抗体医薬，小分子化合物，免疫チェックポイント阻害薬
機序	細胞障害効果	細胞増殖の阻害，血管新生の阻害，免疫チェックポイント阻害など
代表的薬物	シクロホスファミド，シスプラチン，ドキソルビシン，パクリタキセルなど	イマチニブ，ベバシズマブ，ニボルマブなど
薬物有害反応	脱毛，嘔吐，骨髄抑制など	皮疹，出血，高血圧，血栓など

す．そのためにほとんどの細胞障害性抗がん薬（殺細胞薬）は，副作用として嘔気・嘔吐，脱毛，骨髄抑制などがみられます．

分子標的薬

分子標的薬は，分子標的の活性化部位に働く酵素阻害薬である小分子化合物と，標的分子の受容体に働く大分子の抗体に大きく分けられます．その作用メカニズムから，分子標的薬の毒性のプロフィールは細胞障害性抗がん薬（殺細胞薬）とは大きく異なります．殺細胞薬では副作用が問題で，至適投与量は最大耐用量です．しかし，分子標的薬では至適投与量は最大耐用量ではなく，最小有効量の場合もあります．

免疫チェックポイント阻害薬は，前述の「免疫チェックポイント」にかかわる分子を標的とする分子標的薬です．この薬は「免疫チェックポイント」を阻害，つまり「T細胞の活性を抑制する機能」を阻害するため，がん細胞のもつ「『T細胞の活性を抑制する機能』を作動させる機能」を無効化でき，T細胞はがん細胞を攻撃・排除できるようになります．

投与後は，免疫が過剰にはたらき過ぎることによって生じる免疫関連有害事象（irAE）と呼ばれる免疫チェックポイント阻害薬特有の副作用が問題となります（**表2**）．

ホルモン療法薬

ホルモン療法薬は，エストロゲンやアンドロゲンなどの性ホルモンに依存性の増殖を示す乳がん，前立腺がん，子宮がんなどに用いられます．ホルモンの受容体拮抗作用やホルモン分泌の抑制作用などで抗腫瘍効果を示します[5]．

略語
irAE
免疫関連有害事象：
immune-related adverse event

第1章 抗がん薬の知識

表2 ● 免疫チェックポイント阻害薬によるirAE

部位	症状
皮膚	皮疹，白斑，乾癬，**重度の皮膚障害**
肺	**間質性肺障害**
肝・胆・膵臓	肝障害，高アミラーゼ血症，高リパーゼ血症，自己免疫性肝炎，胆管炎
胃・腸	下痢，腸炎，悪心，嘔吐，**腸穿孔**
心・血管系	**心筋炎**，血管炎
腎臓	**自己免疫性糸球体腎炎，間質性腎障害**
神経・筋・関節	**自己免疫性脳炎，無菌性髄膜炎**，脊髄炎，**脱髄性ニューロパチー（ギラン・バレー症候群・慢性炎症性脱髄性ニューロパチー）**，**重症筋無力症**，筋炎，リウマチ性多発筋痛症，関節炎
内分泌系	甲状腺機能低下症，甲状腺機能亢進症，**副腎機能障害**，**下垂体不全，1型糖尿病**，低血圧症，脱水，低ナトリウム血症，高カリウム血症
眼	ぶどう膜炎，結膜炎，上強膜炎
その他	**血小板減少，血友病A，無顆粒球症，溶血性貧血，血球貪食症候群，サイトカイン放出症候群（CRS）**，インフュージョンリアクション

※**太字はとくに重大な副作用**

（日本臨床腫瘍学会編：がん免疫療法ガイドライン（第2版）．p.22-23，金原出版，2019．只野裕己ほか：免疫チェックポイント阻害剤の免疫性副作用．日本臨床免疫学会会誌，40(2)：102-108を参考に作成）

細胞障害性抗がん薬（殺細胞薬）の分類

細胞障害性抗がん薬（殺細胞薬）は，作用メカニズムと由来物質から，**表3**のように分類されます．

アルキル化薬，代謝拮抗薬

アルキル化薬はDNAをアルキル化し，代謝拮抗薬はDNA代謝の阻害薬です．

植物アルカロイド

植物アルカロイドは植物成分を応用した抗がん薬で，微小管阻害薬とトポイソメラーゼ阻害薬があります．

トポイソメラーゼ阻害薬

トポイソメラーゼ阻害薬はDNAの切断と再結合によってDNAの高次構造を変化させるトポイソメラーゼの阻害薬です．

微小管阻害薬

微小管阻害薬は，細胞分裂の際に重要な役割を担っている紡錘体を構成する微小管の重合や脱重合を阻害します．

白金製剤，抗がん性抗生物質

白金製剤は，白金化合物であり，抗がん性抗生物質は土壌中の放線菌などの微生物から見いだされたものです．

表3 ● 細胞障害性抗がん薬（殺細胞薬）の分類

分類	作用メカニズム	例
アルキル化薬	DNAを構成する塩基や蛋白に対してアルキル基を結合させる	シクロホスファミド，メルファラン
白金製剤	体内で活性化された白金がDNA鎖間あるいは鎖内に架橋を形成してDNA合成を障害する	シスプラチン，オキサリプラチン
代謝拮抗薬	核酸前駆体に類似した化学構造をもち，核酸の代謝経路を阻害する	シタラビン，テガフール
植物アルカロイド	植物成分を応用した抗がん薬であり，微小管阻害薬とトポイソメラーゼ阻害剤がある	ビンクリスチン，エトポシド
抗がん性抗生物質	土壌中の放線菌などの微生物から見いだされた抗がん薬であり，DNAあるいはRNAを障害する	ドキソルビシン，ブレオマイシン

略語
RNA
リボ核酸：ribonucleic
acid

分子標的薬の分類

　分子標的の活性化部位に働く酵素阻害薬である小分子化合物と，標的分子の受容体に働く大分子の抗体に大きく分けられます．

　あるいは，その標的とする分子によって分類し，受容体・シグナル伝達系阻害薬，血管新生阻害薬・多標的阻害薬，プロテアソーム阻害薬，エピジェネティクス標的薬などと分類することもあります．

ホルモン療法薬の分類

　抑制するホルモンの作用から，抗エストロゲン薬と抗アンドロゲン薬に分けられます．

がん免疫細胞療法

　最近では，特定の腫瘍抗原を認識するように抗体をキメラ化し，抗原受容体としてT細胞に発現させる「CAR-T細胞療法」が開発されるなど，新しい治療法として「がん免疫細胞療法」が注目を集めています．米国では2017年にCAR-T製剤「キムリア®」が薬事承認されました．わが国でも2019年より保険承認されています[6]．

第1章　抗がん薬の知識

引用・参考文献

1. 日本臨床腫瘍学会編（向原　透）：がん薬物療法概論．新臨床腫瘍学−がん薬物療法専門医のために−（改訂第5版）．p.231-236，南江堂，2018．
2. 日本臨床腫瘍学会編（醍醐弥太郎）：免疫チェックポイント制御．新臨床腫瘍学−がん薬物療法専門医のために−（改訂第5版）．p.246-248，南江堂，2018．
3. 日本臨床腫瘍学会編（城田英和）：がん免疫療法．新臨床腫瘍学−がん薬物療法専門医のために−（改訂第5版）．p.242-245，南江堂，2018．
4. 小澤桂子ほか監（丹田雅明ほか）：抗がん薬の種類と作用のメカニズム．理解が実践につながるステップアップがん化学療法看護（第2版）．p.26-26，学研メディカル秀潤社，2016．
5. 日本臨床腫瘍学会編（吉波哲大ほか）：内分泌療法薬．新臨床腫瘍学−がん薬物療法専門医のために−（改訂第5版）．p.294-301，南江堂，2018．
6. 齋藤章治ほか：CAR-T療法の現状と今後の展望．信州医学雑誌，66(6)：425-433，2018．

② アルキル化薬

Check

- 化学兵器・マスタードガスでリンパ球の著明な減少が見られたことから抗がん薬の研究が進められ，アルキル化薬ができました．

- 主な毒性は骨髄抑制で，副作用には性腺機能障害や二次性白血病，出血性膀胱炎などがあります．

- アルキル化薬は主として脳腫瘍や悪性リンパ腫の治療や，造血幹細胞移植の前処置に用いられます．

作用メカニズム

　アルキル化薬のナイトロジェンマスタードは抗がん薬の開発の発端となった化学兵器のマスタードガスと類縁の薬です．マスタードガスでリンパ球の著明な減少がみられたことから，悪性リンパ腫を中心に抗がん薬としての研究がはじまりました[1]．**表1**に主なアルキル化薬を示します．

　アルキル化薬は，デオキシリボ核酸（DNA）を構成する塩基やタンパク質に対してアルキル基（CH_3-あるいは-CH_2-CH_2-）を結合させます．シクロホスファミド，メルファランなどは2つの反応基を有し，DNA鎖内あるいは鎖間に架橋を形成することでDNA複製を阻害します（**図1**）．ダカルバジン，テモゾロミドは反応基を1つ有し，DNAをアルキル化します[1]．

略語

DNA
デオキシリボ核酸：
deoxyribonucleic
acid

副作用

　主な毒性は骨髄抑制で，とくにニトロソウレアでは骨髄抑制が遅延性・遷延性で注意が必要です．晩発性の副作用として性腺機能障害や二次性白血病があります．また，シクロホスファミドとイホスファミドで特徴的な出血性膀胱炎*1が生じます[1]．

用語解説

＊1　出血性膀胱炎
出血を伴う膀胱の炎症．肉眼的血尿，頻尿，排尿痛，残尿感などがみられる．

＊2　血液脳関門
循環血液と脳の間で，物質の輸送をコントロールしている．

臨床応用[1, 2]

　ニムスチン，ラニムスチンなどのニトロソウレアは脂溶性に富み，血液脳関門*2を通過しやすいことから，主として脳腫瘍や悪性リンパ腫に用いられます．

表1 ● アルキル化薬

分類	一般名	商品名	主な腫瘍
ナイトロジェンマスタード	シクロホスファミド	エンドキサン エンドキサンP	悪性リンパ腫，多発性骨髄腫，乳がん，急性白血病，神経腫瘍，骨腫瘍，慢性リンパ性白血病，絨毛性疾患，横紋筋肉腫，造血幹細胞移植の前処置
	イホスファミド	イホマイド	小細胞肺がん，前立腺がん，子宮頸がん，再発または難治性の胚細胞性腫瘍，悪性骨・軟部腫瘍
	メルファラン	アルケラン	多発性骨髄腫，造血幹細胞移植の前処置
	ベンダムスチン	トレアキシン	悪性リンパ腫
アルキルスルホン酸	ブスルファン	マブリン ブスルフェクス	造血幹細胞移植の前処置
ニトロソウレア	ニムスチン	ニドラン	脳腫瘍，悪性リンパ腫
	ラニムスチン	サイメリン	膠芽腫，骨髄腫，悪性リンパ腫
ヒドラジン	プロカルバジン	塩酸プロカルバジン	悪性リンパ腫，脳腫瘍（悪性星細胞腫，乏突起膠成分を有する神経膠腫）
	ダカルバジン	ダカルバジン	悪性黒色腫，ホジキンリンパ腫
	テモゾロミド	テモダール	悪性神経膠腫

（日本臨床腫瘍学会編（田中　勝）：アルキル化薬，抗生物質．新臨床腫瘍学−がん薬物療法専門医のために−（改訂第5版）．p.266-272，南江堂，2018を参考に作成）

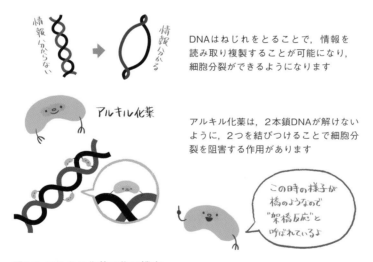

DNAはねじれをとることで，情報を読み取り複製することが可能になり，細胞分裂ができるようになります

アルキル化薬は，2本鎖DNAが解けないように，2つを結びつけることで細胞分裂を阻害する作用があります

この時の様子が橋のようなので"架橋反応"と呼ばれているよ

図1 ● アルキル化薬の作用機序

　また，アルキル化薬は下記の2点の理由から造血幹細胞移植の前処置として大量投与されます．

①アルキル化薬の抗腫瘍効果が用量依存性に直線的に増強されること
②主要な毒性が骨髄抑制であり，髄外毒性が軽度で用量規定因子になりにくいこと

おもなアルキル化薬

シクロホスファミド

シクロホスファミドとは

　シクロホスファミドとは，最も代表的なアルキル化薬です. シクロホスファミドは肝シトクロームP450＊3（主にCYP2B6）によって活性型4-ヒドロキシシクロホスファミドに代謝され，細胞内に転入されてさらにホスホラミドマスタードとアクロレインに代謝されます. ホスホラミドマスタードはアルキル化能を有し，アクロレインは尿中に排泄される出血性膀胱炎の原因物質です. 補助薬として使用されるメスナはこのアクロレインと結合して毒性を弱めます.

シクロホスファミドの副作用

　副作用として，骨髄抑制，脱毛，肺線維症，催奇形性＊4，発がん作用があります. また，出血性膀胱炎はシクロホスファミドと類似薬のイホスファミドに特徴的な副作用で，その頻度はシクロホスファミドよりもイホスファミドのほうが高いです.

　予防策は，十分な補液により尿量を確保することと，チオール系薬剤のメスナ（ウロミテキサン®）を投与することです.

メルファラン

メルファランとは

　骨髄腫細胞の増殖をよく抑えるため，多発性骨髄腫の治療によく用いられます.

メルファランの副作用

　副作用は骨髄抑制，脱毛，肺線維症，催奇形性，発がん作用などです.

　高タンパク質の食事摂取によりメルファランの吸収が抑制されるため，朝，空腹時に投与します. また，H_2ブロッカーとの併用で吸収が低下するため注意が必要です.

ベンダムスチン

ベンダムスチンとは

　ベンダムスチンは1960年代の東ドイツで開発され，東西ドイツ統合後に西側諸国にも知られるようになり，日本では2010年に再発または難治性の低悪性度B細胞性非ホジキンリンパ腫＊5またはマントル細胞リンパ腫＊6に適応として承認されました. アルキル化作用のナイトロジェンマスタードの構造とプリン代

謝拮抗作用のベンズイミダゾールの構造を有します.

ベンダムスチンの副作用

　副作用では骨髄抑制(とくにリンパ球減少)による感染症, 間質性肺疾患, 腫瘍崩壊症候群, 重篤な皮膚症状, ショック, アナフィラキシーなどに注意が必要です.

ブスルファン

ブスルファンとは

　リンパ系細胞よりも骨髄系細胞に強い殺細胞効果を有し, 主に「慢性骨髄性白血症」の治療に用いられます.

ブスルファンの副作用

　副作用は, 骨髄抑制, 脱毛, 肺線維症, 催奇形性, 発がん作用です.
　また, 造血幹細胞移植の前処置などの大量投与時には, 静脈閉塞性肝疾患に注意が必要です.

テモゾロミド

テモゾロミドとは

　ダカルバジンの次世代薬として開発された薬剤で, 悪性神経膠腫やユーイング肉腫の治療に用いられます. カプセル剤ですが, 経口投与が難しい場合は注射剤による静脈内投与も可能です.
　血液脳関門を通過するため, 脳脊髄液中の薬物濃度は血清の30 ～ 40%に達します.
　ダカルバジンに過敏症の既往がある患者には禁忌となるので注意しましょう.

テモゾロミドの副作用

　副作用は, 骨髄抑制, ニューモシスチス肺炎などの感染症, 間質性肺炎, 脳出血, アナフィラキシー, 肝機能障害・黄疸, 中毒性表皮壊死融解症, Stevens-Johnson症候群などがあります.

引用・参考文献

1.　日本臨床腫瘍学会編 (田中　勝):アルキル化薬, 抗生物質. 新臨床腫瘍学−がん薬物療法専門医のために−(改訂第5版). p.266-272, 南江堂, 2018.
2.　高久史麿ほか監 (船越信介):抗癌剤. 治療薬マニュアル2020. p.1635-1649, 医学書院, 2020.

③ 白金製剤

Clinical Nursing Skills ｜ Cancer Chemotherapy Nursing

Check

- 白金製剤は白金による細胞増殖抑制作用を利用して作られた抗がん薬の一種です．

- 主な白金製剤にはシスプラチン，カルボプラチン，オキサリプラチン，ネダプラチンがあります．

- 主な副作用は薬によって程度は様々ですが，悪心・嘔吐，腎障害，末梢神経障害，聴力障害があります．

作用メカニズム

　Barnett Rosenbergらは電場が大腸菌に及ぼす影響を調べる実験を行い，大腸菌を電場に置くとその細胞増殖が止まることに気づきました．そして，細胞増殖抑制が実は実験に電極として用いられた白金によることを明らかにしました．その後，がん細胞の増殖抑制作用も明らかにされました．

　白金は体内で活性化されてデオキシリボ核酸（DNA）鎖のプリン塩基（グアニンとアデニン）と共有結合します．白金製剤の白金1分子には2つの遊離基があり，活性化すると遊離基が脱離した部位でプリン塩基と結合します．2つの部位でDNA鎖と結合するのでDNA鎖間あるいは鎖内に架橋を形成し，それによってDNA合成を障害します（図1）．

　表1に主な白金製剤を示します[1]．

略語
DNA
デオキシリボ核酸：
deoxyribonucleic
acid

1.

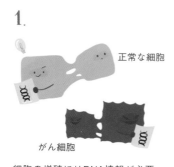

正常な細胞

がん細胞

細胞の増殖にはDNA情報が必要不可欠で，がん細胞の増殖も同様です

2.

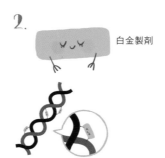

白金製剤

白金製剤はアルキル化薬と同様にDNAに対して架橋反応を起こしDNA合成を阻害します

3.

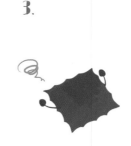

するとがん細胞は増殖できなくなり，最終的にアポトーシス（自滅）します

図1 ● 白金製剤の作用機序

表1 ● 白金製剤

一般名	英語名（略称）	商品名	主な腫瘍
シスプラチン	cisplatin (CDDP)	ブリプラチン ランダ	肺がん，頭頸部がん，食道がん，胃がん，悪性骨腫瘍，胚細胞腫瘍
カルボプラチン	carboplatin (CBDCA)	パラプラチン	卵巣がん
オキサリプラチン	oxaliplatin (L-OHP)	エルプラット	大腸がん
ネダプラチン	nedaplatin (254-S)	アクプラ	頭頸部がん，小細胞肺がん，非小細胞肺がん，食道がん，膀胱がん，子宮頸がん

おもな白金製剤[1, 2]

シスプラチン

第一世代の白金製剤で，とくに注意すべき副作用に腎障害，強い悪心・嘔吐，末梢神経障害，聴力障害があります（図2）.

シスプラチンの副作用と対処

腎障害

腎障害は尿細管障害が主体です．腎毒性を軽減するため，シスプラチンの投与前から尿量100mL/時以上を目安に計画的に大量輸液や利尿薬を投与します.

悪心・嘔吐

シスプラチンは高度催吐性リスクに分類される薬剤であり，積極的な悪心・嘔吐の予防が大切です．標準的な予防的制吐療法は，セロトニン(5-HT$_3$)受容体拮抗薬，ニューロキニン(NK-1)受容体拮抗薬，デキサメタゾンの併用療法です.

末梢神経障害

末梢神経障害は四肢遠位優位に発現するしびれです．総投与量が300mg/m^{2}以上になると下肢腱反射や振動覚の低下をきたします.

聴力障害

聴力障害も用量依存性であり，初期にはオージオグラム（純音聴力検査）にて高音域の聴力低下をきたします．1回投与量が80mg/m^{2}以上で，総投与量が300mg/m^{2}を超えると，聴力障害の傾向が顕著になります．不可逆的であり，根本的な治療はないので，定期的に聴力検査を行い，投与の継続の是非について検討します.

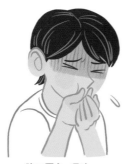 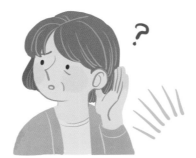 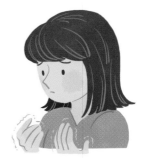

強い悪心・嘔吐 　　　　　　聴力障害 　　　　　　末梢神経障害

図2 ● シスプラチンの副作用

カルボプラチン

　第二世代の白金製剤です．主な副作用は血液毒性，とくに血小板減少です．シスプラチンと比較して腎毒性，悪心・嘔吐，神経毒性は軽減され，大量輸液は不要となりました．

　主に腎から排泄され，尿細管からはほとんど分泌されず，再吸収は受けません．そのためにクリアランスは線形性を示し，糸球体濾過量*1に大きく影響を受けます．したがってカルボプラチンの投与量は，体内の薬物曝露量〔血中濃度－時間曲線下面積（AUC）〕を設定し，腎機能に基づいて決定します．

　投与量の算出には，糸球体濾過量を指標とCalvertの式が広く用いられています[3]．

Calvertの式
投与量（mg/body）＝目標AUC値 [mg/mL×分]×（糸球体濾過量 [mL/分]＋25）

オキサリプラチン

　第三世代の白金製剤です．主な副作用は悪心・嘔吐，骨髄抑制，末梢神経障害です．腎障害や聴力障害はシスプラチンと比較して軽度で，血液毒性もカルボプラチンと比較して軽度です．

　一方，神経障害の頻度は高く，手，足や口唇周囲部などのしびれなどの感覚異常の末梢神経症状，咽頭喉頭の絞扼感（咽頭喉頭感覚異常）は低温への曝露により誘発されます．多くは本剤の投与ごとにあらわれ，休薬により回復する場合が多いです．冷たい飲み物や氷の使用を避け，低温時には皮膚を露出しないよう指導します．

　重篤なアナフィラキシーやアレルギー反応は，治療サイクル回数にかかわらず発現し，投与中，とくに投与30分以内に発現する場合が多いので注意しましょう．

用語解説
＊1　糸球体濾過量
腎に流入した血漿が糸球体で単位時間あたりに濾過され，ボーマン嚢に流入する量．糸球体で濾過されるが尿細管で吸収や分泌されない物質（イヌリンやクレアチニン）を使って測定する．

略語
AUC
血中濃度－時間曲線下面積：area under the curve

シスプラチンと非交差耐性[*2]を示します．腎機能はオキサリプラチンの不活化の律速段階ではなく，オキサリプラチンの用量制限毒性である末梢神経障害は薬物曝露量の指標であるAUCと相関しません．そのため，クレアチニン・クリアランス[*3]が20mL/分以下でない限り減量の必要はありません．また，大量輸液は不要です．塩化物含有溶液や塩基性溶液により分解するため，生理食塩水との配合は避けて5%ブドウ糖液に溶解します．

ネダプラチン

シスプラチンと比較して悪心・嘔吐，腎障害は軽減していますが，血小板減少を中心とする血液毒性は強いです．腎障害は軽減したものの，ネダプラチンの投与に引き続き1,000mL以上の輸液は必要です．

用語解説

＊2　非交差耐性
2種類の薬剤において，1つは細胞が耐性を示しても，もう片方は耐性を示さないこと．いくつかの抗がん薬では非交差耐性薬剤が判明しており，併用して使用される．

＊3　クレアチニン・クリアランス（Ccr）
1分間に尿中に排泄されるクレアチニンの量を血漿中の濃度で除し，体表面積で補正して表す．

第1章　抗がん薬の知識

引用・参考文献

1.　日本臨床腫瘍学会編（宿谷威仁）：プラチナ製剤．新臨床腫瘍学−がん薬物療法専門医のために−（改訂第5版）．p.272-276，南江堂，2018．
2.　高久史麿ほか監（船越信介）：抗癌剤．治療薬マニュアル2020．p.1635-1649，医学書院，2020．
3.　Calvert AH，et al：Carboplatin dosage：prospective evaluation of a simple formula based on renal function．J Clin Oncol，7(11)：1748，1989．

④ 代謝拮抗薬

Check

● 代謝拮抗薬は，核酸前駆体に類似した化学構造をもつ抗がん薬の一種です．

● がん細胞の増殖に必要なDNAやRNAを障害することで抗腫瘍効果をもちます．

● 代謝拮抗薬の副作用には消化器症状，皮膚症状，骨髄抑制，肝機能障害などがあげられます．

作用メカニズム

代謝拮抗薬（**表1**）は，核酸前駆体に類似した化学構造をもつため，核酸の代謝経路で代謝され，核酸代謝経路の各段階で生理的代謝を拮抗阻害し，核酸に組み込まれてデオキシリボ核酸（DNA）やリボ核酸（RNA）を障害します（**図1**）．

略語
DNA
デオキシリボ核酸：
deoxyribonucleic
acid

RNA
リボ核酸：ribonucleic
acid

代謝拮抗薬の代表的な副作用

代謝拮抗薬の副作用には，骨髄抑制による白血球減少，貧血，血小板減少があります．また，増殖の盛んな腸粘膜が障害されて消化器症状を呈します．

そのほかには，肝機能障害，脱毛，悪心・嘔吐などの症状があります．

主な代謝拮抗薬[1, 2]

ピリミジン代謝拮抗薬

フッ化ピリミジン誘導体
• **フルオロウラシル**

ウラシルと同様に代謝されてフロオロデオキシウリジン-1リン酸（FdUMP）となり，チミジン酸合成酵素（TS）を阻害してDNA合成を阻害します．

フルオロウラシルにホリナート（ロイコボリン®）を併用すると，ホリナートは還元型葉酸に代謝されて，フロオロデオキシウリジン-1リン酸とチミジン酸合成酵素の複合体の形成が増加し，フルオロウラシルの抗腫瘍効果が増強され

表1 ● 代謝拮抗薬

分類		一般名	商品名	主な腫瘍
ピリミジン代謝拮抗薬	フッ化ピリミジン誘導体	フルオロウラシル	5-FU	食道がん，結腸・直腸がん
		テガフール	フトラフール	非小細胞肺がん
		テガフール・ウラシル配合剤	ユーエフティ（UFT）	非小細胞肺がん
		テガフール・ギメラシル・オテラシルカリウム配合剤	ティーエスワン（TS-1）	胃がん
		カペシタビン	ゼローダ	結腸・直腸がん
	シチジン誘導体	シタラビン	キロサイド	急性白血病，悪性リンパ腫，骨髄異形成症候群
		エノシタビン	サンラビン	急性白血病
		シタラビンオクホスファート	スタラシド	急性白血病
		ゲムシタビン	ジェムザール	膵がん，胆道がん，非小細胞肺がん，尿路上皮がん，乳がん，卵巣がん，悪性リンパ腫
プリン代謝拮抗薬		メルカプトプリン	ロイケリン	急性白血病，慢性骨髄性白血病
		フルダラビン	フルダラ	慢性リンパ性白血病，非ホジキンリンパ腫
		ペントスタチン	コホリン	成人T細胞性白血病，有毛細胞白血病
		クラドリビン	ロイスタチン	慢性リンパ性白血病，非ホジキンリンパ腫，有毛細胞白血病
葉酸代謝拮抗薬		メトトレキサート	メソトレキセート	急性白血病，悪性リンパ腫，肉腫，乳がん，胃がん，絨毛性疾患，尿路上皮がん
		ペメトレキセド	アリムタ	悪性胸膜中皮腫，非小細胞肺がん
		ネララビン	アラノンジー	T細胞性急性リンパ性白血病，T細胞性リンパ芽球性リンパ腫

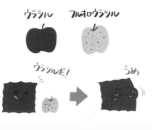

フルオロウラシルはDNA・RNAの合成に必要なウラシルにそっくりな成分です

そっくりなのでがん細胞が誤って取り込みます

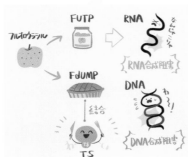

すると RNA機能障害やDNA合成阻害が起こるため，がん細胞は増殖できなくなり，最終的に自滅（アポトーシス）します

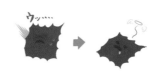

図1 ● フルオロウラシルの作用機序

ます．この治療方法を「ホリナート・テガフール・ウラシル療法」とよびます．

- **テガフールとその配合剤**

　テガフール（フトラフール®）はフルオロウラシルのプロドラッグで，テガフール・ウラシル配合剤（ユーエフティ®［UFT］）は，テガフールの抗腫瘍効果を増強する目的でウラシルを配合したものです．配合比は，テガフール1に対してウラシル4です．配合されたウラシルはテガフールの異化代謝を抑制するため，フルオロウラシルの血中濃度を高く維持します．

　テガフール・ギメラシル・オテラシルカリウム配合剤（ティーエスワン®［TS-1］）はそれぞれ1：0.4：1の比で配合したものです．ギメラシルは，テガフールの異化代謝を抑制し，その抑制活性はウラシルの約180倍です．それによりフルオロウラシルの血中濃度を高く維持します．一方，オテラシルカリウムは経口投与後に消化管粘膜に高濃度に分布し，テガフールのリン酸化酵素を阻害して消化管毒性を軽減します．

シチジン誘導体

- **シタラビン**

　シタラビン（キロサイド®）はリン酸化されてDNAポリメラーゼを阻害しDNA合成を抑制します．シタラビンは静注後に速やかにシチジン脱アミノ酵素によって不活性代謝産物に代謝されます．そこでシタラビンを大量に投与することで，シチジン脱アミノ酵素を飽和してシタラビン耐性を克服する治療法が，シタラビン大量療法（$2 \sim 3\mathrm{g/m^2}$）です．シタラビンは脳脊髄液への移行も良好であり，シチジン脱アミノ酵素活性の低い脳脊髄液中では，半減期が約2時間と遷延します．

- **エノシタビン**

　エノシタビン（サンラビン®）は，シチジン脱アミノ酵素による不活性化に抵抗性を獲得したシタラビンのプロドラッグです．

- **シタラビンオクホスファート**

　シタラビンオクホスファート（スタラシド®）は，シタラビンの中間代謝物にステリル基を結合して，シチジン脱アミノ酵素による不活性化に抵抗性を獲得した経口薬です．

- **ゲムシタビン**

　ゲムシタビン（ジェムザール®）は，代謝されて活性型となってDNAに取り込まれてDNA合成を阻害します．

　また，ゲムシタビンは活性化されると，ゲムシタビンの活性化促進と不活性化抑制が惹起されて，自己増強機構が働きます．

プリン代謝拮抗薬

　メルカプトプリン（ロイケリン®）はアデノシンの中間代謝産物ヒポキサンチンの誘導体です．キサンチン酸化酵素によって異化代謝されて不活性化されます．キサンチン酸化酵素の阻害薬であるアロプリノール（ザイロリック®）を併用する際には，不活化が阻害されて抗腫瘍作用が増強されます．

葉酸代謝拮抗薬

　メトトレキサート（メソトレキセート®）はジヒドロ葉酸還元化酵素を阻害して，その結果，チミジン酸合成酵素活性が抑制されてDNA合成阻害をきたします．メトトレキサートは還元型葉酸キャリアによって細胞内に能動輸送によって取り込まれて働きます．この還元型葉酸キャリアを欠いてメトトレキサート耐性を示す腫瘍には，大量投与することによって受動的に腫瘍細胞に取り込まれるようにします（メトトレキサート大量療法）．

　この場合に，正常細胞の障害も強力となるので，それを防ぐためにメトトレキサート投与の一定時間後にホリナート（ロイコボリン®）を投与します．ホリナートは還元型葉酸キャリアを欠いている腫瘍細胞には能動輸送されず，これを有する正常細胞にのみ能動輸送されて正常細胞の障害が救援されます．この治療法を「ロイコボリン救援療法」とよびます．

第1章　抗がん薬の知識

引用・参考文献

1.　日本臨床腫瘍学会編（高橋雅信）：代謝拮抗薬. 新臨床腫瘍学−がん薬物療法専門医のために−（改訂第5版）. p.276-282，南江堂，2018.
2.　高久史麿ほか監（船越信介）：抗癌剤. 治療薬マニュアル2020. p.1635-1649，医学書院，2020.

5 抗がん性抗生物質

Check

● 抗がん性抗生物質とは，腫瘍細胞の増殖や機能を阻害する作用をもつ抗生物質の一種です．

● 抗がん性抗生物質は，アントラサイクリン系薬剤とそれ以外に分類されます．

● アントラサイクリン系薬剤は，総投与量の上限が設定されているため，投与量について換算式を用いて計算し，上限を超えないようにしましょう．

抗がん性抗生物質とは

抗がん性抗生物質の特徴

抗生物質は，細菌や真菌などの種々の微生物が産生し，他の微生物・細胞などの増殖を阻害する物質のことを指します*1．これらの抗生物質のうち，腫瘍細胞の増殖や機能を阻害するものが，抗がん性抗生物質です．

また，抗がん性抗生物質は，アントラサイクリン系薬剤とそれ以外に分類され，アントラサイクリン系薬剤はトポイソメラーゼⅡの阻害作用を有します．

抗がん性抗生物質の機序

一般に細胞の増殖には，DNAやRNAの合成が必要とされます．本剤は細胞核内のDNA2本鎖の間に結合して，DNA鎖を切断したりDNA鎖を延長させるDNAポリメラーゼを阻害することで，DNAやRNAの合成を阻害し，がん細胞の増殖を抑え，殺細胞性の抗腫瘍効果を示します（図1）．主な抗がん性抗生物質を表1に示します．

アントラサイクリン系薬

アントラサイクリン系薬とは

多環性芳香族の抗生物質で，1960年代から使用されていますが，現在でも

用語解説

＊1　抗生物質
広い意味では，微生物が産生したものを化学的に修飾したり，人工的に合成されたりした物質も抗生物質に含まれる．

略語

DNA
デオキシリボ核酸：deoxyribonucleic acid

RNA
リボ核酸：ribonucleic acid

Clinical Nursing Skills ｜ Cancer Chemotherapy Nursing

表1 ● 主な抗がん性抗生物質と適応症

薬剤	主な適応症
アントラサイクリン系	
ドキソルビシン	乳がん，子宮体がん，膀胱がん，骨軟部腫瘍，悪性リンパ腫など
エピルビシン	乳がん，急性白血病，悪性リンパ腫など
ダウノルビシン	急性白血病
イダルビシン	急性骨髄性白血病
ミトキサントロン	急性白血病，悪性リンパ腫，乳がん，肺がん
ピラルビシン	悪性リンパ腫，頭頸部がん，乳がん，卵巣がんなど
エピルビシン	急性白血病，悪性リンパ腫，乳がん，卵巣がん，胃がんなど
アクラルビシン	急性白血病，悪性リンパ腫，胃がん，肺がん，乳がん，卵巣がん
アムルビシン	非小細胞肺がん，小細胞肺がん
その他の抗がん性抗生物質	
マイトマイシンC	消化器がん，肺がん，子宮がん，乳がんなど
アクチノマイシンD	小児固形がん（ウイルムス腫瘍，ユーイング肉腫），絨毛上皮がんなど
ブレオマイシン	皮膚がん，頭頸部がん，肺がん，食道がん，悪性リンパ腫など

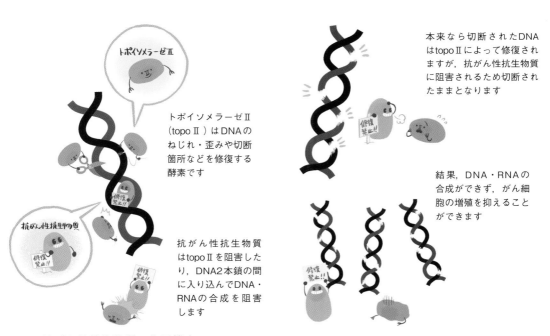

図1 ● 抗がん性抗生物質の作用機序

種々の悪性腫瘍の治療に用いられています．細胞周期非依存性および用量依存性で，肝臓で代謝され，胆汁・腎臓から排泄されます．

　作用機序は前述の「抗がん性抗生物質の機序」の通りですが，1980年代に，殺細胞作用の中心的機序がトポイソメラーゼⅡ阻害作用であることが明らかにされたことにより，トポイソメラーゼⅡ阻害薬に分類されることもあります．

- トポイソメラーゼIIは，DNA2本鎖のねじれや歪みを修正する際に，DNAを2本とも切断して，ねじれを解消した後にDNA鎖を再結合する作用を有する.
- がん細胞はトポイソメラーゼIIの阻害作用により，切断したDNA2本鎖が蓄積して細胞死に至る.

アントラサイクリン系薬の副作用

共通の副作用として，骨髄抑制，悪心・嘔吐，食欲低下，脱毛，心毒性があります．とくに総投与量に依存して心筋障害のリスクが高まるため，総投与量の上限が設定されています．個々の薬剤の総投与量だけでなく，アントラサイクリン系薬剤すべての投与量について，換算式を用いて計算し，ドキソルビシンとして$500mg/m^2$を超えないようにしましょう．

- 血管外に漏出すると壊死を起こすため，点滴針が確実に血管内に入っていることを確認して使用する.

代表的なアントラサイクリン系薬

ドキソルビシン

悪性リンパ腫の標準療法に組み込まれている薬剤で，乳がんや肺がんなど幅広く高頻度に使用されています．

ダウノルビシン

急性白血病に適応があり，特に急性骨髄性白血病の標準治療薬としてシタラビンと併用して用いられています．

リポソーム化ドキソルビシン

水溶性の高分子ポリエチレングリコールで修飾した脂質二重層（リポソーム）内に，ドキソルビシンを封入した薬剤です．白金製剤を含む化学療法施行後に増悪した卵巣がんなどに適応があります．

リポソーム製剤とすることで腫瘍組織内でのドキソルビシンの滞在時間を延長させ，有効性を向上させるとともに，血中の遊離ドキソルビシン濃度を抑えることで副作用を軽減する目的で開発されました．

エピルビシン

乳がんや悪性リンパ腫に適応があります．膀胱がんでは膀胱内注入，肝細胞がんでは動脈注入で投与することが特徴的です．

ドキソルビシンより心毒性は少ないですが，作用も同等かそれ以下とされています．

イダルビシン

ダウノルビシンのプロドラッグ[*2]です．ダウノルビシンよりも強い抗腫瘍効果を示し，脂溶性が高まり細胞内へ取り込みやすいことが特徴です．急性骨髄性白血病に適応があります．

アムルビシン

日本で開発された薬剤です．肺がんに適応があります．

アントラサイクリン系以外の抗がん性抗生物質

その他の抗がん性抗生物質としては，ブレオマイシン，アクチノマイシンD，マイトマイシンCなどがあり，いずれも古くから使用されています．

ブレオマイシン

鉄イオンとキレートを形成し，活性酸素を発生させDNA鎖を切断する作用をもち，ホジキンリンパ腫や胚細胞腫瘍など，がん薬物療法で治癒が期待できる腫瘍に対するレジメンの中で必須の薬物です．

- その他にも，皮膚がんや頭頸部がんなど多くの悪性腫瘍にも適応がある．
- ビンブラスチンやシスプラチンと相乗効果を発揮する．

ブレオマイシンには特徴的な副作用として，蓄積毒性である間質性肺炎と肺線維症があるため，総投与量に制限があります．

- 骨髄抑制は軽度である．

アクチノマイシンD

アクチノマイシンDはDNA鎖の間に入り込み，RNA合成とタンパク質合成を阻害すると考えられています．

主な適応は，ウイルムス腫瘍，絨毛性疾患（絨毛上皮腫，破壊性胞状奇胎）および小児固形腫瘍です．骨髄抑制や悪心・嘔吐の副作用があります．

マイトマイシンC

マイトマイシンCは，DNA鎖間に架橋を形成し，DNA複製を阻害することで，抗腫瘍効果を発揮すると考えられています．消化器がんや乳がんに適応があります．骨髄抑制が遷延することがあるため注意が必要です．

第1章　抗がん薬の知識

⑥ 植物アルカロイド

Check

- 植物アルカロイドとは，植物由来の物質を原料とした抗がん薬で，微小管阻害薬とトポイソメラーゼ阻害薬があります．

- 微小管阻害薬は，細胞内物質の輸送などの機能を持つ微小管に作用する薬剤で，ビンカアルカロイド系とタキサン系があります．

- トポイソメラーゼ阻害薬はtopo I あるいはtopo II に作用し，DNA切断後の再結合を阻害することで，アポトーシスが誘導されます．

植物アルカロイドとは

　植物アルカロイドとは植物を原料とした物質に由来する抗がん薬で，微小管の作用を抑制する微小管阻害薬とトポイソメラーゼ阻害薬があります．

微小管阻害薬

微小管とは

用語解説
＊1　チューブリン
微小管の主要構成タンパク質

　微小管とは細胞骨格を構成する要素のひとつであり，チューブリン＊12量体を基本単位として多数重合した中空の繊維構造をしています（**図1**）．細胞分裂の際に紡錘体を形成し，染色体分離における中心的な役割を果たしています．

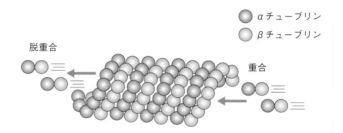

図1 ● 微小管の構造

微小管の機能

微小管は，新たなチューブリンの結合（重合）と離脱（脱重合）により，伸長・短縮します．

Point ● 重合により伸長し脱重合により短縮する．

細胞分裂のM期[*2]では，中心体から伸びる微小管によって紡錘体が形成され，細胞分裂が進行します（**図2**）．この際に，適切な重合と脱重合により微小管の形成部位と長さが調整されます．

また，微小管は，細胞内物質の輸送（軸索輸送）などの細胞機能にも関与しており，特に神経細胞では，軸索や樹状突起に存在して，様々なタンパク質などの輸送に重要な役割を果たしています．

そのため，微小管阻害薬を用いた場合，この軸索輸送を障害することになり，蓄積性の神経毒性が問題となります．

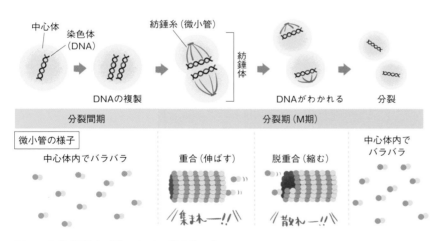

図2 ● 細胞分裂（M期）における微小管の作用

主な微小管阻害薬

主な微小管阻害薬には，タキサン系とビンカアルカロイド系があります（**表1**）．ビンカアルカロイド系とタキサン系についての詳細を下記にまとめました．

ビンカアルカロイド

ビンカアルカロイドは，ニチニチソウから抽出される植物アルカロイドから開発された薬剤です．

ビンカアルカロイド系はチューブリンの重合阻害作用をもつため，投与すると微小管が崩壊します．結果，紡錘体が形成されずにM期で停止し，アポトー

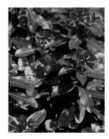

ニチニチソウ
（学研写真資料）

用語解説
＊2 細胞分裂（M期）
核が複雑な過程をたどって分裂する有糸分裂（mitosis）の時期のこと．

第1章 抗がん薬の知識

25

表1 ● 主な微小管阻害薬

薬剤名	国内での主な適応症
ビンカアルカロイド系	
ビンクリスチン	白血病，悪性リンパ腫，小児腫瘍，多発性骨髄腫，褐色細胞腫
ビンブラスチン	悪性リンパ腫，絨毛性疾患，再発難治性胚細胞腫瘍
ビンデシン	急性白血病，悪性リンパ腫，肺がん，食道がん
ビノレルビン	非小細胞肺がん，手術不能または再発乳がん
タキサン系	
パクリタキセル	卵巣がん，非小細胞肺がん，乳がん，胃がん，子宮がん
ドセタキセル	乳がん，非小細胞肺がん，胃がん，頭頸部がん，卵巣がん
カバジタキセル	前立腺がん

シスを誘導します (図3).

　代表的な副作用として，末梢神経障害に関連した手足のしびれ，便秘やイレウスがあります．また，血管外に漏出すると皮膚壊死を起こすため，最も注意が必要な薬剤です．

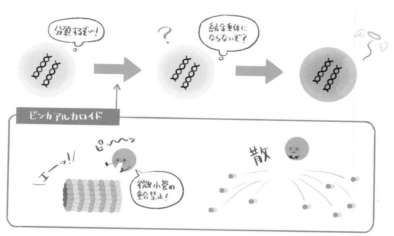

図3 ● ビンカアルカロイド系微小管阻害薬の作用機序

タキサン

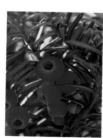

イチイ
(学研写真資料)

　タキサンは，イチイ属の植物の抽出物から開発された薬剤です．

　タキサン系はチューブリンの脱重合阻害作用をもつため，投与すると異常な微小管が生じ，正常な紡錘体が形成されずにM期で停止します (図4).

　副作用では好中球減少が特徴的で，脱毛や末梢神経障害も認められます．

 Point

- パクリタキセルは難水溶性であるため，溶解剤としてヒマシ油とアルコールが添付されている．
- ヒマシ油による呼吸困難や顔面紅潮，蕁麻疹，血圧低下，頻脈などの過敏反応，アルコールによる酩酊症状が出現しうるため，使用後に自動車の運転などをさせてはならない．

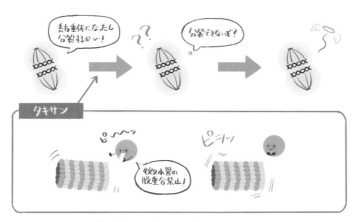

図4 ● タキサン系微小管阻害薬の作用機序

トポイソメラーゼ（topo）阻害薬

略語
topo
トポイソメラーゼ：
topoisomerase

トポイソメラーゼとは

　DNAトポイソメラーゼは細胞核内にある酵素で，DNAの複製や合成などの際に，DNAの立体構造の変化を触媒します．

トポイソメラーゼの機能

　DNAの複製時には，らせん構造がほどかれ新たなDNAが合成されていきます．トポイソメラーゼはこの際に，DNAを適宜切断し再結合することで，ねじれや構造上のゆがみを是正する作用があります．

　トポイソメラーゼには2種類あり，トポイソメラーゼⅠ（topoⅠ）はDNA二重鎖の1本を切断し，トポイソメラーゼⅡ（topoⅡ）は2本とも切断します（**図5**）．

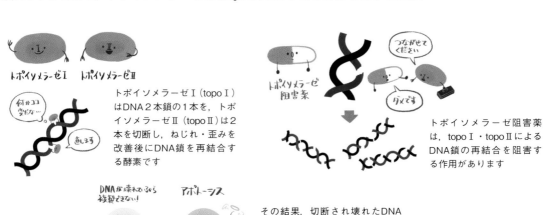

トポイソメラーゼⅠ（topoⅠ）はDNA2本鎖の1本を，トポイソメラーゼⅡ（topoⅡ）は2本を切断し，ねじれ・歪みを改善後にDNA鎖を再結合する酵素です

トポイソメラーゼ阻害薬は，topoⅠ・topoⅡによるDNA鎖の再結合を阻害する作用があります

その結果，切断され壊れたDNAが蓄積した細胞は分裂ができず，最終的にアポトーシスします

図5 ● トポイソメラーゼ阻害薬の作用機序

トポイソメラーゼ阻害薬はtopoⅠあるいはtopoⅡに作用し，DNA切断後の再結合を阻害することで細胞分裂が停止し，アポトーシスが誘導されると考えられています．

topoⅠ阻害薬：カンプトテシン誘導体

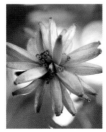

喜樹（カンレンボク）
（写真：田ノ岡哲哉／アフロ）

topoⅠ阻害薬は，中国原産の植物である喜樹（カンレンボク）から抽出・単離されたカンプトテシンを原型に，水溶性の高い誘導体であるイリノテカンやノギテカンが合成された薬剤です．

イリノテカン

イリノテカンは結腸・直腸がんと小細胞肺がんで頻用され，子宮がん，卵巣がんなどの多くの腫瘍にも適応があります．

副作用として高頻度に下痢が認められます．

Point
● 投与後24時間以内の下痢は副交感神経系が原因．
● 投与2日目以降の遅発性下痢は活性代謝物による腸管粘膜障害が原因．

イリノテカンの胆汁排泄に重要なUGT1A1遺伝子は，多型により代謝活性が低くなり，骨髄抑制などの副作用が増強されることがあるため，治療前にこの遺伝子多型検査が推奨されています．

ノギテカン

ノギテカンは，小細胞肺がんや再発卵巣がんなどに適応となっています．

骨髄抑制による，好中球減少，血小板減少，貧血を伴いやすいため，使用前に重篤な血球減少や感染症がないことを確認するとともに，使用後も感染症や出血症状などに注意が必要です．

topoⅡ阻害薬：エトポシド

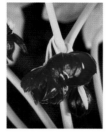

ミヤオソウ
（学研写真資料）

メギ科の植物であるミヤオソウなどから抽出したポドフィロトキシンを原料にして，その誘導体として合成された薬剤がエトポシドです．

エトポシドは多くの悪性腫瘍に用いられていますが，精巣腫瘍，小細胞肺がん，悪性リンパ腫，急性白血病，小児悪性固形腫瘍などでの有効性が高いです．

主な毒性は骨髄抑制であり，中等度の嘔気や脱毛などの副作用があります．また，エトポシドの総投与量が3,000mg/m²以上では，二次性白血病のリスクが高まることが知られています．

その他のtopoⅡ阻害薬としては，悪性リンパ腫に適応のあるソブゾキサンがあります．

⑦ ホルモン療法薬

Check

- ● ホルモン療法とはがんの原因となる性ホルモンの産生抑制・機能阻害などを行い腫瘍へのホルモン作用を抑制する治療方法です.

- ● ホルモン療法薬には大きく「ホルモン産生阻害薬」と「ホルモンレセプター機能阻害薬」の2種類があります.

- ● がんの種類や閉経前・後など患者にあわせて薬剤を選択します.

ホルモン療法

乳がんにおけるホルモン療法

　乳がんの約8割では,腫瘍細胞がエストロゲン受容体(ER)を発現しています.そのため,乳がんのエストロゲン依存性については,ERあるいはプロゲステロン受容体の発現を免疫組織化学法で評価します.

　乳がんのホルモン療法はERを標的とした治療で,ホルモン受容体陽性症例に対して,エストロゲンの産生を抑制,あるいはERの機能を修飾することで乳がん細胞へのエストロゲン作用を阻害します.

　ホルモン受容体陽性の乳がん症例に対して,術後薬物療法および進行再発期薬物療法のいずれにも,ホルモン療法が標準療法の第一選択となります.具体的には,抗エストロゲン薬,黄体形成ホルモン放出ホルモン(LH-RH)アナログやアロマターゼ阻害薬が用いられています(**図1**).

前立腺がんにおけるホルモン療法

　前立腺がんの腫瘍細胞では,アンドロゲン受容体を発現しているため,アンドロゲンにより腫瘍が増殖します.アンドロゲンの90%以上は精巣で産生され,残りは副腎で産生されます(**図2**).

　テストステロンは,細胞内で活性型アンドロゲンであるジヒドロテストステロンに変換され,細胞内に存在するアンドロゲン受容体に結合します.その結果,アンドロゲン受容体は核内に移行し,標的遺伝子の転写を制御することで

略語

ER
エストロゲン受容体:
estrogen receptor

LH-RH
黄体形成ホルモン放出
ホルモン:luteinizing
hormone-releasing
hormone

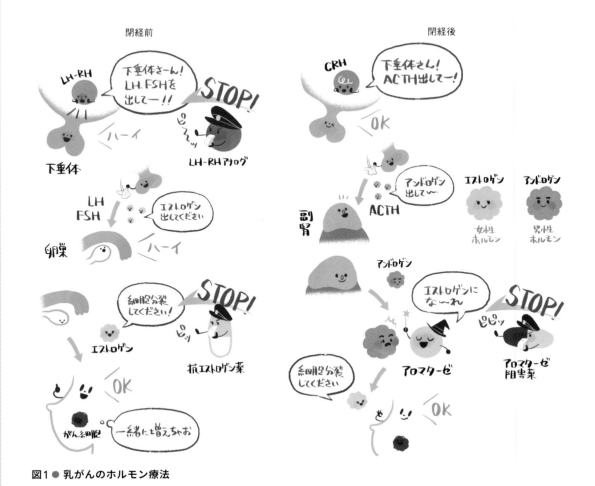

図1 ● 乳がんのホルモン療法

前立腺がん細胞の増殖を促進します．

　そのため，精巣を摘出（去勢）すると前立腺がんの増殖が抑制されることが報告され，現在では薬物を用いた内科的去勢による治療が行われています．具体的には，LH-RHアナログであるリュープロレリンとゴセレリン，LH-RHアンタゴニストであるデガレリクスが用いられています．

　一方で副腎由来のジヒドロエピアンドロステロンも，前立腺組織内でテストステロンおよびジヒドロテストステロンに代謝され，前立腺がんの増殖を促進します．そこで，がん細胞内のアンドロゲン受容体にアンドロゲンが結合するのを阻害する，抗アンドロゲン薬が用いられています．その他にCYP17（C17,20-lyase/17 α-hydroxylase）阻害薬も用いられています．

子宮体がんにおけるホルモン療法

　子宮体がんもホルモン依存性腫瘍であり，症例によっては黄体ホルモン（プロゲステロン）（**図3**）を用いた治療が行われることがあります．

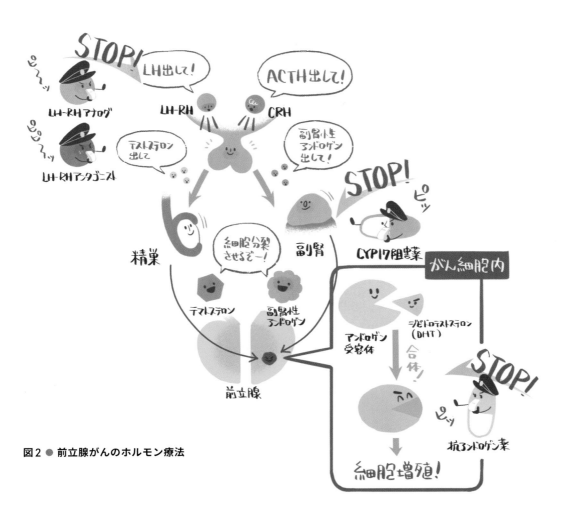

図2 ● 前立腺がんのホルモン療法

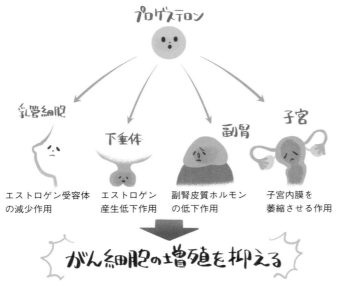

図3 ● プロゲステロンの作用

ホルモン療法薬とは

ヒトの様々なホルモンのうち，がんの病態や治療と関連性が強いものは，性ホルモンです．細胞増殖にホルモン作用を必要とする腫瘍を「ホルモン依存性腫瘍」と呼び，アンドロゲンによって増殖する前立腺がん，エストロゲンによって増殖する乳がんが代表的です．

がん薬物療法におけるホルモン療法薬とは，ホルモン依存性腫瘍へのホルモン作用を抑制する薬剤です．

Point ● ホルモン作用を調整する治療は，総称してホルモン療法（内分泌療法）と呼ばれ，薬物療法の他に外科的治療である精巣摘出術や付属器（卵巣）摘出術などが含まれている．

ホルモン療法薬の主な作用機序には，性ホルモンの産生抑制（合成阻害と分泌抑制）および，核内受容体である性ホルモン受容体の機能阻害があります．

ホルモン産生阻害薬

LH-RHアゴニスト，LH-RHアンタゴニスト

LH-RHアゴニストとアンタゴニストの作用機序

性ホルモンは，視床下部から分泌されるLH-RH（GnRH：性腺刺激ホルモン放出ホルモン）が下垂体細胞のLH-RH受容体と結合することにより分泌されます．

LH-RHアゴニストとアンタゴニストは，LH-RHに似た構造をもつ薬剤で，LH-RHの代わりにLH-RH受容体と結合することで性腺刺激ホルモンの分泌を抑制し，がん増殖の要因となるエストロゲン，アンドロゲンの血中濃度を低下させる作用をもちます（図1，2）．

Point ● 性腺刺激ホルモン：黄体形成ホルモン（LH），卵胞刺激ホルモン（FSH）

LH-RHアゴニスト，LH-RHアンタゴニストの適応

国内では，LH-RHアゴニストであるリュープロレリン酢酸塩とゴセレリン酢酸塩が乳がんと前立腺がんの，LH-RHアンタゴニストであるデガレリクス酢酸塩が前立腺がんの適応となっています．

LH-RHアゴニスト，LH-RHアンタゴニストの副作用と注意点
• LH-RHアゴニスト

LH-RHアゴニストは，投与初期に一過性に性ホルモン濃度が上昇し，骨痛や

略語

GnRH
性腺刺激ホルモン放出ホルモン：gonadotropin releasing hormone

LH
黄体形成ホルモン：luteinizing hormone

FSH
卵胞刺激ホルモン：follicle stimulating hormone

排尿困難などの前立腺がん随伴症状が一時的に増悪することがあります．これを予防するために，抗アンドロゲン薬を数日前から使用することが勧められています．また女性では，更年期障害のような症状が出現することがあります．

• LH-RHアンタゴニスト

一方で，LH-RHアンタゴニストは，このような性ホルモンの一過性の上昇を起こさずに，速やかにテストステロンの分泌を抑制することができます．頻度の高い副作用には，ほてりや発熱，体重増加，高血圧，倦怠感などがあります．重篤な副作用に間質性肺炎があり，既往がある場合には注意が必要です．

アロマターゼ阻害薬

アロマターゼ阻害薬の作用機序

乳がん増殖の要因となるエストロゲンは，卵巣で産生されるため，閉経後の場合は卵巣機能の低下により減少します．

しかし，閉経後は副腎由来の男性ホルモンであるアンドロゲンが分泌され，脂肪組織内のアロマターゼという酵素の働きにより副腎由来のアンドロゲンを利用してエストロゲンが産生されます．

アロマターゼ阻害薬は，閉経後のエストロゲンの産生を抑制することで抗腫瘍効果を発揮します（**図1**）．

アロマターゼ阻害薬の適応

現在では，非ステロイド性のアナストロゾールとレトロゾール，ステロイド性のエキセメスタンが用いられています．

アロマターゼ阻害薬の副作用と投与上の注意点

アロマターゼ阻害薬の頻度の高い副作用には，ほてりや多汗などの更年期障害に似た症状があります．また，骨密度の低下と脂質代謝異常を起こしうるため，骨密度の測定とコレステロールと中性脂肪の検査を行い，必要に応じて薬物療法を行います．さらにこわばりや関節痛などの関節症状や肝障害，高血圧などの副作用もあります．

CYP17阻害薬

CYP17阻害薬の作用機序

前立腺がんの要因となる男性ホルモン（アンドロゲン）は，タンパク質（CYP17）によって合成・産生されています．前立腺がんは「アンドロゲン受容体」をもち，そこにアンドロゲンが結合されることで発生・増殖します．

選択的CYP17A1阻害薬であるアビラテロンは，CYP17A1を阻害することで，副腎における，アンドロゲンの一つであるテストステロンの産生を阻害し，血清中のアンドロゲン濃度を著明に低下させます（**図2**）．

CYP17阻害薬の適応

現在，去勢抵抗性の前立腺がんに適応となっています．

CYP17阻害薬の副作用と注意点

CYP17阻害薬は，副腎でのコルチゾールの合成を抑制するため，ステロイド薬の併用が必須となります．また，肝機能障害，低カリウム血症などの頻度が高いため，定期的に血液検査を行うなどの注意が必要です．とくに重度の肝機能障害がある場合には，使用禁忌とされています．その他に，高血圧，心障害，脂質異常症，浮腫などの副作用があります．

ホルモンレセプター機能阻害薬

選択的エストロゲン受容体モジュレーター

選択的エストロゲン受容体モジュレーターとは

選択的エストロゲン受容体モジュレーターとは，エストロゲン受容体に結合してエストロゲンの作用を競合的に阻害することで，抗腫瘍効果を発揮する抗エストロゲン薬です．タモキシフェンとトレミフェンがあり，乳がんに適応されます．

選択的エストロゲン受容体モジュレーターの副作用と注意点

タモキシフェンは，CYP2D6の遺伝子多型により代謝に差が生じて，ほてりなどの副作用や治療効果に影響が出ます．

タモキシフェンは，子宮内膜細胞に対してアゴニストとして作用するため，閉経後女性の子宮内膜がんの発症率を高めることが知られています．

選択的エストロゲン受容体完全拮抗薬

選択的エストロゲン受容体完全拮抗薬とは

選択的エストロゲン受容体完全拮抗薬とは，選択的エストロゲン受容体モジュレーターと同様にエストロゲン受容体に結合してエストロゲン受容体への結合を競合的に阻害するだけでなく，エストロゲン受容体の分解を著しく促進して減少させることで抗腫瘍効果をもつ薬剤です．フルベストラントがあり，乳がんに適応されます．

選択的エストロゲン受容体完全拮抗薬の副作用と注意点

選択的エストロゲン受容体完全拮抗薬であるフルベストラントは，筋肉内注射にて投与します．そのために注射部位の痛みや瘙痒感などの症状が出現したり，硬結を認めたりすることがあります．したがって，1回の投与で本剤を2

筒使用する時には，臀部の両側に別々に使用します．注射部位は毎回変更するように注意します．

　頻度の高い副作用には，ほてりや関節痛，悪心などがあり，重大な副作用には，肝機能障害と血栓塞栓症があります．さらに肝機能障害のある患者では血中濃度が上昇するおそれがあるため，慎重投与とされています．

抗アンドロゲン薬

抗アンドロゲン薬とは

　抗アンドロゲン薬とは，前立腺細胞においてアンドロゲンが受容体に結合するのを阻害することで，抗腫瘍効果を示す薬剤です．

　前立腺がんに対して適用があり，非ステロイド性抗アンドロゲン薬であるビカルタミドとフルタミドがよく使用されています．

抗アンドロゲン薬の使用について

　通常は前立腺がんに対して，精巣摘出術あるいはLH-RHアゴニスト・アンタゴニストと併用します．第二世代のエンザルタミドはアンドロゲン受容体への親和性が高く，受容体の核内移行およびDNA結合を阻害すると考えられています．

抗アンドロゲン薬の副作用と注意点

・ビカルタミド，フルタミド

　ビカルタミドとフルタミドの副作用には，女性化乳房，勃起力低下，性欲低下と肝機能障害があます．重大な副作用として，肝機能障害と劇症肝炎，白血球減少，血小板減少，間質性肺炎，心不全，心筋梗塞などがあり，定期的に血液検査を行うなどの注意が必要です．

　とくにフルタミドは，肝障害のある患者では使用は禁忌とされています．またワルファリンとの併用時に，ワルファリンの作用を増強する可能性があるために，凝固検査による十分な監視を行います．

・エンザルタミド

　エンザルタミドの頻度の高い副作用には，悪心，下痢，便秘，易疲労感，食欲減退，ほてり，高血圧などがあり，重篤な副作用には，けいれん発作，血小板減少と間質性肺炎があります．

　てんかんや脳卒中，脳損傷などの既往がある場合には，けいれん発作を起こすおそれがあるため注意が必要です．

⑧ 分子標的薬

Check

● 分子標的薬は，がん細胞の増殖に関わるタンパク質や栄養を供給する血管新生，腫瘍免疫に関わるタンパク質などを標的にした抗腫瘍薬です．

● 分子標的薬には「小分子化合物」と「抗体医薬」の2種類があります．

● 免疫チェックポイント阻害薬は，免疫抑制機能を阻害することで，がん細胞に対する免疫応答を高める薬剤で，直接腫瘍を抑制することはできません．

分子標的薬とは

　分子標的薬は，がん細胞の増殖に関わるタンパク質や栄養を供給する血管新生，腫瘍免疫に関わるタンパク質などを標的にした抗腫瘍薬です（**表1**）．

　従来の細胞障害性抗がん薬は，腫瘍由来の細胞や動物モデルを対象に化合物のスクリーニングを行い，殺細胞効果を認める薬剤として選択されました．しかし，分子標的薬は，あらかじめ治療の標的分子を設定してその機能を抑制するように創薬されていることから，このように命名されています．

Point

● 従来の細胞障害性抗がん薬は，がん細胞を含めた正常な細胞も攻撃してしまうのに対し，分子標的薬はがん細胞のみをピンポイントで攻撃する．

分子標的薬の創薬

　標的となる分子の主に酵素活性を阻害する物質について，分子の立体構造などをもとにコンピューター上でスクリーニングを行います．次に，候補薬剤について，「実際に抗腫瘍効果を示すのか」を細胞あるいは動物モデルを用いて確認したうえで，薬剤が開発されます．

分子標的薬の標的

　がん細胞では，がん遺伝子の変異により，受容体の過剰発現，シグナル伝達の無秩序な活性化などが起こり，がんの発生や進展に関与します．分子標的薬は，これらの変異が重要な標的となっています．また，標的には，エピジェネ

表1 ● 代表的な分子標的薬

標的分子	構造による分類			
	抗体医薬（高分子）	一般名	小分子化合物（低分子）	一般名
受容体型チロシンキナーゼ				
EGFR（HER1）	抗EGFR抗体医薬	セツキシマブ，パニツムマブ	EGFRチロシンキナーゼ阻害薬	ゲフィチニブ，エルロチニブ，アファチニブ，オシメルチニブ
HER2	抗HER2抗体医薬	トラスツズマブ，トラスツズマブ・エムタンシン，ペルツズマブ	HER2チロシンキナーゼ阻害薬	ラパチニブ
VEGF	抗VEGF抗体医薬	ベバシズマブ	VEGFチロシンキナーゼ阻害薬	ソラフェニブ，スニチニブ，パゾパニブ，レゴラフェニブ
	抗VEGFR2抗体医薬	ラムシルマブ		
非受容体型チロシンキナーゼ阻害薬				
BCR-ABL			BCR-ABL阻害薬	イマチニブ，ニロチニブ，ダサチニブ，ボスチニブ，ポナチニブ
ALK			ALK阻害薬	クリゾチニブ，アレクチニブ，セリチニブ
JAK			JAK阻害薬	ルキソリチニブ
セリン・スレオニンキナーゼ				
mTOR			mTOR阻害薬	テムシロリムス，エベロリムス
BRAF			BRAF阻害薬	ベムラフェニブ，ダブラフェニブ
細胞表面抗原				
CD20	抗CD20抗体医薬	リツキシマブ		
CD30	抗CD30抗体医薬	ブレンツキシマブ ベドチン		
CD33	抗CD33抗体医薬	ゲムツズマブ オゾガマイシン		
CD52	抗CD52抗体医薬	アレムツズマブ		
CCR4	抗CCR4抗体医薬	モガムリズマブ		
CD22	抗CD22抗体医薬	イノツズマブ オゾガマイシン		
SLAMF7	抗SLAMF7抗体医薬	エロツズマブ		
CD38	抗CD38抗体医薬	ダラツズマブ		
免疫チェックポイント阻害薬				
PD-1	抗PD-1抗体医薬	ニボルマブ，ペムブロリズマブ		
CTLA-4	抗CTLA-4抗体医薬	イピリムマブ		

ティック変異，血管新生，アポトーシス，腫瘍免疫などに関連した様々な分子があるため，有害事象も多彩です．

分子標的薬の種類

分子標的薬には「小分子化合物」と「抗体医薬」の2種類があります．

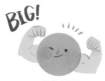

抗体医薬

小分子化合物

抗体医薬

抗体医薬とは

　抗体医薬とは，特定の細胞表面の受容体や増殖因子などのリガンドに対する単クローン性抗体です．高分子であるため細胞膜を通過できず，細胞外あるいは細胞表面で作用します．

　抗体医薬の作用には，受容体の活性阻害，抗体依存性の細胞傷害および補体依存性の細胞傷害があり，多くは静注薬として用いられています．

抗体医薬の副作用

　抗体医薬に特徴的な副作用として，注入に伴う反応（インフュージョンリアクション）が有名です．

　インフュージョンリアクションとは，薬剤投与中あるいは投与開始後24時間以内に現れる症状で，発熱，悪寒などの症状，発疹および悪心・嘔吐などの消化器症状，重症例では血圧低下，呼吸困難や気管支けいれんなどの症状を認めます．初回投与時での頻度と重症度が高く，予防的に抗ヒスタミン薬や副腎皮質ステロイドなどを使用します．

抗細胞表面抗原抗体医薬

　特定の細胞の表面に発現したタンパク質である細胞表面マーカーを標的とした抗体医薬です（**図1，表1**）．

　代表的なものとして，B細胞の表面のCD20に対する抗体医薬（リツキシマブ）があります．従来の化学療法にリツキシマブを併用することで治療効果は著明に改善しました．また，抗体に放射線物質や抗がん剤を組み合わせて作製された抱合型抗体があり，抗体とともに放射線物質や薬物が腫瘍細胞内に取り込まれ，抗腫瘍効果を発揮します．

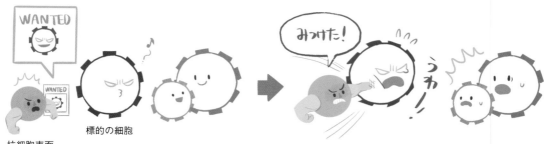

図1 ● 抗細胞表面抗原抗体医薬の作用機序
特定の細胞の表面に発現したタンパク質（細胞表面マーカー）を目印にして攻撃する

小分子化合物

小分子化合物とは

　小分子化合物とは，分子量の小さい化学物質で，細胞膜を通過しやすく細胞内で作用します．多くは酵素阻害薬です．元々の標的分子以外の分子にも作用するため，多彩な有害事象を呈します．経口投与が可能ですが作用時間が短いため，連日の内服が必要となります．

　小分子化合物が有効な標的は，がん細胞の生存に必要な変異で，発がん遺伝子の変異や染色体転座に伴い生じた融合遺伝子などが含まれます．代表的なものとして，EGFR遺伝子変異，EGFRやHER2受容体の過剰発現，BCR/ABLなどの融合遺伝子があります（**表1**）．

　また，小分子化合物の主な標的として，リン酸化^{*1}酵素であるキナーゼがあります．

Point
　● キナーゼとは，細胞にリン酸化反応を促す酵素で，細胞のシグナル伝達，エネルギー代謝，増殖など様々な細胞機能において重要な役割を果たしている．

チロシンキナーゼ阻害薬（図2）

　また，基質のチロシンをリン酸化するものをチロシンキナーゼと呼び，受容体として機能する受容体型と，細胞内に存在する非受容体型があります．

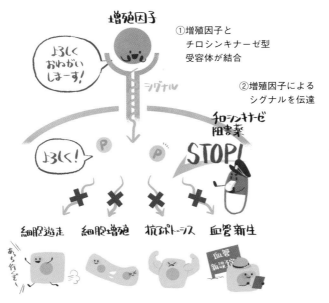

図2 ● チロシンキナーゼ阻害薬の作用機序

略語
EGFR
上皮成長因子受容体：epidermal growth factor receptor

HER
ヒト上皮成長因子受容体：human epidermal growth factor receptor

用語解説
＊1　リン酸化
各種の有機化合物，特にタンパク質上の特定のアミノ酸残基へリン酸基を付加する化学反応．

第1章　抗がん薬の知識

チロシンキナーゼはATPのリン酸を基質に転移させることで基質はリン酸化により活性化し，シグナル伝達などの機能を果たします．

チロシンキナーゼ阻害薬は，チロシンキナーゼのATP結合部位に競合的に結合することで，ATPの結合を阻害し基質のリン酸化が抑制されシグナル伝達が遮断されます．

一方で，セリンとスレオニンをリン酸化するものがセリン・スレオニンキナーゼで，非受容体型のmTORなどが含まれます．

略語
ATP
アデノシン三リン酸：adenosine triphosphate

EGFR阻害薬

ヒトの上皮成長因子受容体（HER）にはHER1 ～ 4があり，HER1はEGFRとも呼ばれています．HERは細胞膜型受容体で，細胞内領域にチロシンキナーゼ領域を有しています．EGFRは代表的な増殖因子受容体で，ヒトの主なリガンドは，上皮成長因子（EGF）およびトランスフォーミング増殖因子（TGF）-αです．

EGFRはすべての上皮細胞に存在し，リガンドがEGFRの細胞外ドメインに結合すると，受容体は二量体を形成し，チロシンキナーゼ活性化を介して増殖シグナルの伝達が開始されます．EGFRは多くの固形腫瘍で過剰発現し予後不良とも関連していることから，治療標的として種々の薬剤が開発されてきました．

EGFRは皮膚や爪などの増殖，分化に関与しているため，EGFR阻害薬では皮膚障害の頻度が高いです．

略語
EGF
上皮成長因子：epidermal growth factor

TGF
トランスフォーミング増殖因子：transforming growth factor

抗EGFR抗体医薬

抗EGFR抗体医薬には，セツキシマブとパニツムマブがあり，リガンドに拮抗してEGFRの細胞外領域に結合することで，二量体の形成を阻害します．

主に大腸がんに適応があります．

EGFRチロシンキナーゼ阻害薬

EGFRチロシンキナーゼ阻害薬にはゲフィチニブ，エルロチニブ，アファチニブ，オシメルチニブが含まれ，EGFRの細胞内領域に結合して，チロシンキナーゼ活性化を阻害します．

主に肺腺がんに適応があります．

- 抗EGFR抗体の主な適応症である大腸がんでは，RAS遺伝子の変異があるとEGFRからのシグナルとは無関係にRASが活性化しているため，抗EGFR抗体が無効である．
- 一方で，EGFRチロシンキナーゼ阻害薬の主な適応である肺腺がんでは，EGFR遺伝子の活性化変異があるとがん細胞の増殖や生存がEGFR活性に強く依存しているため，EGFR阻害薬の有効性が高い．

HER2阻害薬

　HER2は受容体型チロシンキナーゼで，これまでにそのリガンドは同定されていません．HER2は乳がんの20〜30%，胃がんの10〜20%で過剰発現しています．

　過剰発現したHER2は恒常的に活性化することで細胞内シグナルが過剰に起こり，腫瘍化に関与します．さらに，腫瘍の悪性化とも関連し，抗体薬と小分子薬が開発されています．

　抗HER2抗体医薬には，トラスツズマブ，トラスツズマブ・エムタンシン，ペルツズマブがあります．

　また，小分子化合物にはHER2チロシンキナーゼ阻害薬のラパチニブがあります．

● ラパチニブにはEGFR阻害作用もあるため，皮膚障害を起こしやすい．

血管新生阻害薬

がんの増殖と血管新生

　がんの増殖には，酸素や栄養素を得るために新たな血管が必要となります．

● 新しく作られた血管はがん細胞転移の経路としての役割もあるといわれている．

　そのため，がん細胞は低酸素状態に反応して自ら血管新生因子（VEGFなど）を産生し放出することで，血管新生を促進します．血管内皮細胞のVEGF受容体（VEGFR）とVEGFが結合すると，VEGFRは二量体を形成し，細胞内領域のチロシンキナーゼが活性化して，血管内皮細胞の遊走，浸潤，増殖が起こり，新たな血管が構築されがん細胞の増殖が促進されます（図3）．

　血管新生阻害薬はVEGFを標的としており，がん細胞が新たな血管を作るのを阻害します．

血管新生阻害薬の適応と副作用

　血管新生阻害薬には，抗VEGF抗体医薬，抗VEGFR2抗体医薬およびVEGFRチロシンキナーゼ阻害薬があります（図3）．

　抗VEGF抗体医薬のベバシズマブと抗VEGFR2抗体医薬のラムシルマブは共通して，大腸がんと非小細胞肺がんに適応があります．

略語
VEGF
血管内皮細胞増殖因子：vascular endothelial growth factor

第1章　抗がん薬の知識

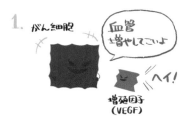

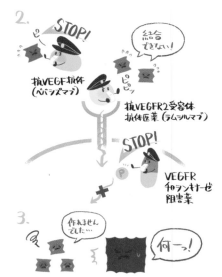

1. がん細胞が増殖のため血管を増やそうと増殖因子（VEGF）を産生する

2. 血管新生阻害薬により血管構築ができない

3. 血管が増えないことによりがん細胞は増殖・転移ができずアポトーシスする

図3 ● 血管新生阻害薬の作用機序

Point
- ベバシズマブは乳がんや卵巣がんなどにも適応がある．
- ラムシルマブは胃がんにも適応がある．

　副作用には高血圧，出血，血栓塞栓症，タンパク尿や創傷治癒遅延などがあります．VEGFRチロシンキナーゼ阻害薬は，VEGFR以外の様々なキナーゼを阻害する作用があるため，多彩な機序による抗腫瘍活性を認める反面，副作用も多様となります．

　薬剤としてソラフェニブ，スニチニブ，パゾパニブおよびレゴラフェニブなどがあり，前三者は腎がんで適応となっています．

非受容体型チロシンキナーゼ阻害薬

BCR-ABL阻害薬

略語

BCR-ABL
: breakpoint cluster region-Abelson

　慢性骨髄性白血病では，9番と22番染色体の相互転座により，BCR-ABL融合遺伝子が形成され異常な融合タンパク質が産生されます．造血幹細胞においてBCR-ABLタンパク質は恒常的に活性化し，下流のシグナル伝達を誘導して腫瘍性増殖が起こることで，白血球増多を伴う慢性骨髄性白血病を発症します（図4）．

　最初に開発されたBCR-ABL阻害薬がイマチニブです．

　ATP結合部位に拮抗して結合することで，BCR-ABLの活性化を抑制します（図4）．かつては慢性骨髄性白血病の完治には造血幹細胞移植が行われていましたが，イマチニブのみで90%以上が長期生存可能となりました．さらにニロチニブ，ダサチニブ，ボスチニブおよびポナチニブが開発され，合併症やBCR-ABL内の変異の種類に応じて選択されています．

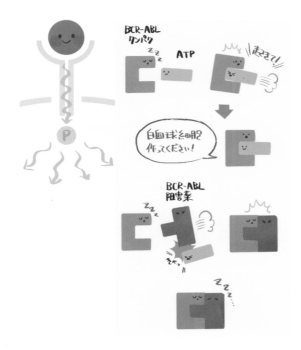

BCR-ABLタンパクとATPが結合すると「白血球を作る」という内容のシグナルが伝達される

BCR-ABL阻害薬はATPの代わりに結合するがシグナルの伝達ができないため，白血球が作られなくなり，抗腫瘍効果をもたらす

図4 ● 非受容体型チロシンキナーゼ阻害薬の作用機序

ALK阻害薬

　肺がんの一部で認められる，EML4-ALK融合遺伝子によって融合タンパク質が形成されます．このタンパク質はEML4により二量化し，ALKのチロシンキナーゼは恒常的に活性化し，異常な細胞増殖を起こします．

　ALK阻害薬はこのチロシンキナーゼを阻害することで，細胞増殖を抑制しアポトーシスを誘導して抗腫瘍効果を発揮します．

　薬剤として，クリゾチニブ，アレクチニブおよびセリチニブが含まれ，悪心，肝障害や間質性肺炎などの副作用があります．

略語

ALK
退形成性リンパ腫キナーゼ：anaplastic lymphoma kinase

mTOR阻害薬 （図5）

　mTORは，放線菌が産生するマクロライド系化合物であるラパマイシンの標的タンパク質として同定された，セリン・スレオニンキナーゼです．

　mTORは細胞内にあり，多くのがん細胞で異常に活性化している増殖因子受容体からのシグナル伝達経路の下流に存在し，様々なタンパク質をリン酸化します．その結果，細胞周期の進行，抗アポトーシスおよびVEGFの産生などを介して，細胞の増殖に関与しています．

　mTOR阻害薬は小分子化合物で，mTORの活性化を阻害し，がん細胞の増殖に関与する分子情報を阻害します．薬剤としてテムシロリムスやエベロリムスがあります．腎がんなどの適応となっており，重篤な副作用として，間質性肺炎や感染症があります．

略語

mTOR
：mammalian target of rapamycin

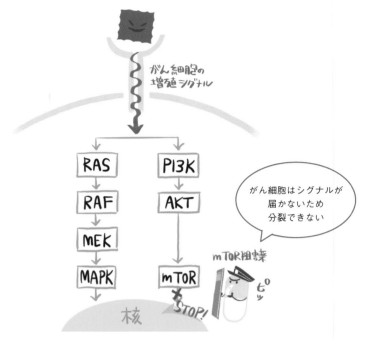

図5 ● mTOR阻害薬の作用機序

免疫チェックポイント阻害薬

免疫チェックポイント阻害薬とは

　健常人でも日々体内で異常な細胞が発生していますが，通常は免疫学的な機序により排除されます．しかし，一部のがん細胞では免疫抑制機能を利用し，逆に免疫反応を回避することで，増殖能を獲得することが知られています．

　免疫チェックポイント阻害薬は，これらの免疫抑制機能を阻害することで，がん細胞に対する免疫応答を高める薬剤で，直接腫瘍を抑制することはできません．

　具体的には，T細胞，樹状細胞あるいは腫瘍細胞の表面に提示され，T細胞の免疫活性を調節する役割をもつ免疫チェックポイントタンパク質（PD-1およびCTLA-4など）を標的とした治療法が臨床応用されています．

免疫チェックポイント阻害薬の作用機序

　正常の活性化したT細胞は，過剰な活性を抑制するために，CTLA-4やPD-1を発現しています（**図6**）．樹状細胞などの抗原提示細胞が発現するCD80やCD86にCTLA-4が結合すると，T細胞は不活化するため，がん細胞に対する免疫反応が抑制されます．同様に，炎症組織や感染細胞が発現するPD-L1がPD-1

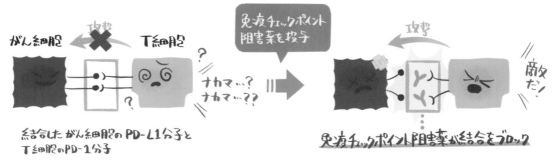

図6 ● 免疫チェックポイント阻害薬の作用機序

に結合すると，T細胞は不活化します．がん細胞の一部ではPD-L1を発現しており，T細胞のPD-1に結合することでT細胞活性を抑制し，がん細胞は増殖します．

　そこでこれらの免疫チェックポイント分子を阻害することで，免疫細胞の抗腫瘍効果を回復させることが可能になります（**図6**）．なおPD-1およびCTLA-4はそれぞれ本庶佑とJames P. Allisonにより発見され，2018年にノーベル医学生理学賞を受賞しました．

免疫チェックポイント阻害薬

　現在抗CTLA-4抗体のイピリムマブは悪性黒色腫や腎がんに，抗PD-1抗体のニボルマブとペムブロリズマブは悪性黒色腫，非小細胞肺がんやホジキンリンパ腫などに適応があります．これらの薬剤では，免疫を活性化するため自己免疫性疾患に類似した副作用が起こりやすくなります．例えばⅠ型糖尿病，甲状腺機能障害などの内分泌疾患，間質性肺炎，下痢や腸炎などがあります．

⑨ サリドマイド関連薬

Check

- サリドマイドは細胞増殖抑制効果をもち再発・難治性の多発性骨髄腫に適用をもつ薬剤です．
- サリドマイド関連薬にはサリドマイドに類似した化学構造をもつ，レナリドミドとポマリドミドがあります．
- 妊婦の服用時に胎児の催奇形性の問題があるため，適正使用の遵守など厳密な管理が必要です．

サリドマイドとは

　サリドマイドは1950年代に睡眠導入剤として発売され，妊婦のつわり予防にも使用されていましたが，四肢短縮などの催奇形性があることが明らかになり，販売中止となりました．

　しかし，その後，サリドマイドには細胞増殖抑制効果があることが報告され，各種がんを対象とした臨床研究が行われました．その結果，特に再発・難治性の多発性骨髄腫での有効性が示され，2008年に国内でも承認されました．

　ただし，サリドマイドは前述の通り，催奇形性の問題があるため，全症例が厳密な安全管理を行うシステムに登録され，適正使用の遵守の確認が行われています．

　傾眠，便秘，末梢神経障害や血栓症などの有害事象があり，血栓症予防にアスピリンの併用が推奨されています．

サリドマイド関連薬とは

　サリドマイド関連の薬剤には，現在ではサリドマイドおよびそれに類似した化学構造を持つ，レナリドミドとポマリドミドがあります．これらは共通してT細胞の活性化を誘導する免疫調節作用を持つことから，免疫調節薬（IMiDs）と呼ばれています．

　いずれも多発性骨髄腫に有効で，治療の中心的な薬剤として使用されています．このうち未治療例ではレナリドミドのみが適応となっています．

略語
IMiDs
免疫調節薬：Immuno-
modulatory drugs

●これらの薬剤は，血管新生抑制作用，がん増殖因子となる炎症性サイトカインの抑制作用，NK細胞やT細胞などの免疫系の増強・調節作用，腫瘍細胞のアポトーシスの誘導および細胞増殖抑制作用などを示すとされているが，詳細な作用機序については解明されていない．

レナリドミドとポマリドミド

レナリドミドとポマリドミドは，サリドマイドの有効性を高めて副作用を減弱するように，構造を変化させた誘導体です．いずれもサリドマイドと同様に，厳密な薬剤管理と避妊の徹底が行われています．作用はサリドマイドより強く，90%以上が未変化体として尿中に排泄されるため，腎障害例では用量の調節が必要となります．

レナリドミド

レナリドミドは，5q⁻を伴う骨髄異形成症候群での有効性が高い誘導体です．5q⁻異常の消失や輸血依存からの脱却などが60%以上で認められます．サリドマイドと比較して，末梢神経障害や傾眠などの頻度は少ないですが，血球減少は強く発疹の発症頻度が高いです．

ポマリドミド

ポマリドミドは，IMiDsの中で免疫調整作用活性が最も高い誘導体です．血球減少の頻度が高く，特に好中球減少に伴う感染症には注意が必要です．ほとんどが肝臓で代謝されるため，腎機能による用量調整は不要とされています．

●レナリドミドは，5番染色体長腕部欠失（5q⁻）を伴う骨髄異形成症候群のほかに悪性リンパ腫の一部にも適応がある．
●IMiDsは多発性骨髄腫の腫瘍細胞に対して細胞増殖を阻害し，免疫担当T細胞に対してはIL-2の発現誘導を介して細胞傷害性T細胞を活性化することで，多面的な抗腫瘍効果を発揮する．

IMiDs

IMiDsの作用機序

2010年にサリドマイドの分子標的が，タンパク質の分解に関与するユビキチンリガーゼ複合体を構成するタンパク質のセレブロンであることが報告され，さらにその後の研究から，IMiDsがセレブロンに結合するとその基質の特異性が変化して，通常は分解されないタンパク質が分解されることで抗腫瘍効果を発揮することが明らかになりました（図1）．

セレブロン
不要なタンパク質を
つかまえて動けなくする

不要なタンパク質（死）
セレブロンが持ちやすい形

IMiDs
セレブロンと
不要なタンパク質の
結合のかけ橋となる

プロテアソーム
Ub印の不要なタンパク質を
分解してくれる

E2
不要なタンパク質に
破壊マーク（Ub）を
つける

標的タンパク質
セレブロンが持てない形

通常

1.

1.セレブロンは不要なタンパク質に結合してE2酵素が不要なタンパク質にユビチキン（Ub）分子を付与するのを手助けする

2.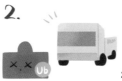

2.Ub分子によりプロテアソームの分解シグナルが作動しタンパク質は分解される

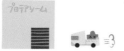

IMiDs

1. 持てない……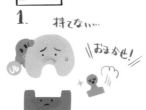

1.IMiDsは本来セレブロンの標的ではないタンパク質と結合することでセレブロンとタンパク質を間接的に結合させることができる

2.

2.その結果，タンパク質にUb分子を付与することができる

3.

3.Ub分子が付与されたタンパク質はプロテアソームにより分解される

図1 ● IMiDsの作用機序

IMiDsの薬理作用

IMiDsの多様な薬理作用は，IMiDsの存在下でのみ分解される標的タンパク質によって引き起こされると考えられています．

(!) Point ● レナリドミドやポマリドミドの多発性骨髄腫に対する抗がん作用に関与するタンパク質として，IkarosとAiolosが同定された．

これらはT細胞の機能調節に関与しており，さらに多発性骨髄腫細胞の増殖に必須なタンパク質の発現を促進しているため，これらの抑制による抗腫瘍効果を示すことが示唆されました．

また，5q⁻を伴う骨髄異形成症候群では，腫瘍細胞が生存のために依存しているカゼインキナーゼ1αがレナリドミドの標的となり，分解が促進されることでアポトーシスが誘導されることが明らかとなりました．

2. 代表的なレジメンと読み方

代表的なレジメン

- レジメンとは抗がん薬の種類・投与量・スケジュールをまとめたものを指します.

- レジメンの理解には抗がん薬の名前, 作用機序, 副作用の情報を整理しておくことが大切です.

- 同じ抗がん薬であってもがん種によっては投与方法が異なる場合があるので注意しましょう.

はじめに

　はじめて抗がん薬を扱う部署に勤務をすると, 化学療法にはいくつかのレジメンがあり, 似たような名前がついていても内容が違っていることもあって, 混乱すると思います.

　まずレジメンの基礎知識と読み方をいくつかのポイントに絞って解説し, ほかのレジメンと共通する要素についても解説します.

　ここでは代表的な4つのレジメンを紹介します. 患者に適用されるレジメンの意味を理解するにとどまらず, 化学療法を受ける患者の病態を理解しましょう. また今後起こる有害事象を予測しながら, 必要な支持療法を計画していくことが目標です.

レジメンの基礎知識

レジメンとは

　抗がん薬は, 単独で用いられたり複数の抗がん薬を組合せたりして用います. また同じ薬剤でも適応となるがんによって, 投与量やスケジュールが異

なっていることがあります．そしてレジメンとは抗がん薬の種類・投与量・スケジュールをまとめて1セットしたもののよび名です．

> **例** FOLFOX，weekly PAC，S-1＋CDDP（SP）など

レジメンに馴染むために

まずはレジメンを構成している抗がん薬の知識を身につけましょう．抗がん薬の一般名・作用機序・特有の副作用についての知識がなくては，いくつかの薬剤を組合せてできる併用レジメンを理解するのは難しいです．

まず，対象とするがんで代表的な薬剤（key drugとよばれる）の知識をつけましょう．

たとえば，大腸がんであればフルオロウラシル（5-FU），オキサリプラチン，イリノテカンの3つと分子標的薬です．

これらの薬剤について3つのポイント（①名前，②作用機序，③副作用）で整理し，そこから親戚関係にある薬剤の知識について，その違いに着目すれば理解しやすいでしょう．

レジメンを複雑に見せている要因

抗がん薬とレジメンは1対1の対応ではありません．同じ抗がん薬であっても，がん種によっては投与方法が異なる場合があります．これは薬剤が承認されるまでに行われた臨床試験の結果に基づいているので，しっかりと区別しておきましょう．

以下に例を示します．実際の処方内容確認をするための参考にしてください．

同じ抗がん薬でも基準投与量・スケジュールが異なる場合

> **例** カペシタビン（ゼローダ®）

カペシタビンは内服抗がん薬の1つで，乳がん，胃がん，大腸がんに適応があります．さらにその投与方法はがん種別A法・B法・C法と異なっています．同じ抗がん薬の内服であっても適応となるがん腫や目的（補助療法か進行再発か）によって，投与量やスケジュールが異なることがあります．

> **例** CPT-11（イリノテカン）＋CDDP（シスプラチン）

このレジメンも，同じ抗がん薬の組合せでありながら小細胞肺がんにも胃が

んにも適応があります．また，特殊な消化管がんである神経内分泌細胞がん（NEC）というがんにも用いられています．

　小細胞肺がんやNECに用いられる場合と胃がんに用いられる場合とでは，投与量だけでなくスケジュールも大きく異なっているので注意が必要です．

レジメンに名前がついている場合

例　FOLFOX（フォルフォックス）

　複数の抗がん薬を組合せて用いる場合，その一部ずつをとってレジメンそのものに名前がついている場合もあります．大腸がんの代表的レジメンであるFOLFOXは要素に分解すると以下のようになります．

FOLFOX＝FOL（葉酸）＋F（5-FU）＋OX（オキサリプラチン）

　葉酸そのものは抗がん薬ではありませんが，5-FUと一緒に用いられ，その作用を増強する効果があります．英語でfolic acidといい，そこからFOLFOXの頭部分の由来となっています．次のFは5-FU：フルオロウラシル，OX：オキサリプラチン（oxaliplatin）に由来しています．これを応用すると理解できるレジメンもいくつか示します．

CapeOX（カペオックス）＝Cape（カペシタビン；capecitabine）
　　　　　　　　　　　＋OX（オキサリプラチン）
FOLFIRI（フォルフィリ）＝FOL（葉酸）＋F（5-FU）
　　　　　　　　　　　＋IRI（イリノテカン；irinotecan）

　これで，FOLFOXIRI（フォルフォキシリ）と呼ばれているレジメンは一体どんな薬剤で構成されているのか推測できるでしょう（FOLFOX＋IRI）．

② レジメンの読み方

● 同じ薬剤でも，投与方法が異なると作用機序も異なる場合があります．

● 同じがんの同じレジメンであっても投与の目的が異なる場合があります．

● レジメンの知識から治療の全体像を把握し，患者のケアに結びつけられるようにしましょう．

レジメンを見るうえでのチェックポイントを以下に示します．

● レジメン名
● 対象となるがんの種類
● 治療の目的/位置づけ
● 使用されている抗がん薬
● 投与量，投与時間
● 投与スケジュール（サイクル）　＊上限回数があるときにはそれも含めて

これから具体的なレジメンを，上記のチェックポイントと「①代表的なレジメン」(p.49 ～ 51)での解説に留意して見ていくことにしましょう．

ここで示した投与方法は１例であるため，抗がん薬の投与量は変わりありませんが，抗がん薬以外の点滴内容や時間は施設によって多少の違いがあります．

代表的なレジメンの紹介（レジメンの読み方の実際）

S-1＋CDDP療法

このレジメンでのチェックポイント
→CDDP投与前後のハイドレーション（表1，図1，2）

表1 ● レジメンのチェックポイント（S-1＋CDDP療法）

レジメン名（略称）	S-1+CDDP（SPまたはCS）
対象となるがん種	胃がん
位置づけ	転移・切除不能進行再発胃がんの1次治療
目的	延命（腫瘍の進行を遅らせる・小さくする，症状を緩和する）
使用されている抗がん薬	TS-1®（内服薬），CDDP（シスプラチン）（点滴）
投与量・時間	TS-1®：80〜120mg/day　朝夕食後1日2回　21日間 ＊体表面積に応じて内服量が決定　CDDP：60mg/m²，8日目に2時間かけて，5週間に1回
投与スケジュール	3投2休 CDDPは累積投与量上限500mg/m²

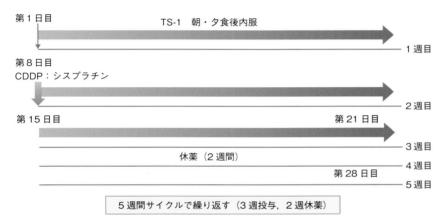

図1 ● S-1＋CDDP療法：スケジュール

第8日目

制吐薬	点滴 1,000mL	利尿薬	CDDP 60mg/m²	点滴 1,500mL
5分	4時間	5分	2時間	15時間

第9・10日目

制吐薬	点滴 1,500mL
5分	6時間

図2 ● CDDP投与例

　CDDPによる腎障害，聴力障害を予防するために，CDDP投与前後にはNaを多く含む輸液負荷を行うのが一般的です．投与中は，尿量や体重の変動をチェックして，体重増加があれば利尿薬を投与して体液バランスを補正しています．

　また，治療中は点滴に加えて，なるべく飲水するように指導しています．

ここで紹介したSP（S-1＋CDDP）のほか，食道がんのFP（5-FU＋CDDP）など CDDPを含むレジメンは，抗がん薬前後の輸液のため，入院で行うことが一般的ですが，最近は抗がん薬治療の外来移行が進んでいるので，外来で施行できるよう工夫されたレジメンも採用されるようになってきています．

またCDDPによる蓄積性の毒性として，代表的な腎障害は総投与量が 500mg/m²を越えると頻度が増すことが知られているので，このレジメンのように1回あたり60mg/m²の投与であれば8回までの投与となります．8回終了した時点でも抗がん薬が奏功して治療効果が得られていると判断できる場合，TS-1の内服のみで治療を継続しています．

mFOLFOX6＋ベバシズマブ療法

このレジメンでのチェックポイント
→分子標的薬，5-FUの投与方法（表2，図3）

ベバシズマブも分子標的薬ですが，分子標的薬の投与方法については R-CHOP療法の項で述べます．フルオロウラシル（5-FU）という抗がん薬はほかの抗がん薬と異なる特徴として，急速静注と持続静注で作用機序が異なります．急速静注は5分で行いますが，持続静注では46時間という長い時間かけてゆっくりと投与します．持続静注にはインフューザーポンプを用いることで外来通院治療が可能となっています．

インフューザーポンプを使えるようにするためには，治療開始前にCVポート造設が必要です．患者は自宅でCVポートに穿刺された針を自己抜去できるように指導を受けておく必要があります．

FEC療法

このレジメンでのチェックポイント
→投与目的の違い（FEC）（表3）

同じがんの同じレジメンであっても投与している目的が異なることがあります．

手術をして目で見える限りのがんを切除しても，再発することがあります．それは顕微鏡レベルのがん細胞が残っていて，それらが大きくなるためだと考えられています．そうした微小ながんをなくす目的で行われる化学療法をアジュバント化学療法（Adjuvant Chemotherapy）とよびます．

● アジュバントはラテン語で"助ける"の意味をもつ．
● この場合，手術を補助するという意味になるので，日本語では「術後補助療法」といわれる．

表2 ● レジメンのチェックポイント（mFOLFOX6＋ベバシズマブ療法）

レジメン名（略称）	mFOLFOX6＋ベバシズマブ
対象となるがん種	大腸がん
位置づけ	転移・進行再発大腸がんの1次治療
目的	延命（腫瘍の進行を遅らせる・小さくする，症状を緩和する）
使用されている抗がん薬	ベバシズマブ（アバスチン®） オキサリプラチン（エルプラット®）， フルオロウラシル（5-FU）　＊すべて点滴
投与量・時間	ベバシズマブ：5mg/kg，初回90分，2回目以降30分 オキサリプラチン：85mg/m²，2時間かけて 5-FU（ボーラス投与）：400mg/m²，5分 5-FU（持続投与）：2,400mg/m²，46時間 ＊いずれも2週間に1回
投与スケジュール	2週間1クール・上限回数なし

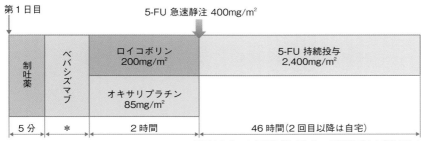

図3 ● mFOLFOX6＋ベバシズマブ療法の投与スケジュール

表3 ● レジメンのチェックポイント（FEC療法）

レジメン名（略称）	FEC
対象となるがん種	乳がん
位置づけ	術前・術後化学療法／転移・再発乳がんの1次治療
目的	• 術前化学療法：乳房温存率の向上，抗がん薬への感受性を知る，生存率の改善 • 術後化学療法：再発リスクの低下，生存率の改善 • 転移・再発：延命
使用されている抗がん薬	エピルビシン（EPI），シクロホスファミド（CPA），フルオロウラシル（5-FU）
投与量・時間	エピルビシン：100mg/m²（転移・再発75mg/m²），15分 シクロホスファミド：500mg/m²，30分 フルオロウラシル：500mg/m²，5分 ＊いずれも3週間に1回
投与スケジュール	3週間1クール・EPIの投与上限900mg/m² 術前・術後化学療法：4サイクル 転移・再発で周術期に使用がなければ上限まで12サイクル

　しかし手術後は，体力が下がったり，合併症が起こったりして十分な量の化学療法が行えないことがあります．また切除をより効果的・安全に行えるように，手術の前に行われる化学療法を「新しい」という意味の「ネオ」をつけて，ネオアジュバント化学療法（Neo Adjuvant Chemotherapy）といい，略称でナック（NAC）とよばれています．

　術前，術後ともにこれらの化学療法はがんを切除して治癒が望める患者に対して行われ，その目的は再発してしまう人を少しでも少なくする（リスクを下げる）ことです．

　一方，すでに再発や転移が見られるケースでもこのレジメンが使われることがあります．ただし，同じ患者で術前・術後，再発後もFECを使うということではないので注意しましょう．

R-CHOP療法

> **このレジメンでのチェックポイント**
> **→分子標的薬の投与（表4，図4）**

　分子標的薬は今ではさまざまながんで使用され，さらに新たな薬剤も使われるようになっています．分子標的薬の投与の特徴として，「ローディング」というものがあります．

　これは抗がん薬に限ったことではなく，抗生物質やワルファリンなどの薬剤投与で多く行われていることがあります．速やかに有効な血中濃度に達するように，初回の投与方法を変えることです．

　ただし，分子標的薬において，ローディングという方法が必ずしも必要かどうかは明らかにはなっていないため，ローディングを行う薬剤と行わない薬剤があり，その使いわけも明確ではありません．そのため，初回と2回目以降の量が異なる薬剤もあるので注意しましょう．

　分子標的薬に特徴的な副作用として，インフュージョンリアクション（infusion reaction）というものもあります．詳細は第2章（p.86-89）に譲りますが，このため，予防目的に前投薬のほか，点滴速度をまずゆっくりからスタートして，徐々に上げていくという方法がとられることがあります．ただし速度の上げ方は薬剤によって異なります．

　たとえば，ここで取り上げたリツキシマブとベバシズマブとでは投与方法が異なっています．これは，インフュージョンリアクションの起こる頻度などにもよります．個々の薬剤ごとに確認してください．

表4 ● レジメンのチェックポイント（R-CHOP療法）

レジメン名（略称）	R-CHOP
対象となるがん種	悪性リンパ腫(B細胞性非ホジキンリンパ腫)
位置づけ	進行・再発
目的	寛解
使用されている抗がん薬	リツキシマブ(Rituximab)，シクロホスファミド(CPA)，アドリアマイシン(ADR)，ビンクリスチン(Oncovine)，プレドニゾロン(Prednisolone)
投与量・時間	リツキシマブ：375mg/m²，毎週 初回：25mL/hr(1時間)→100mL/hr(1時間)→200mL/hr 2回目以降：100mL/hr(1時間)→200mL/hr シクロホスファミド：750mg/m²，30分，3週毎 アドリアマイシン：50mg/m²，15分，3週毎 ビンクリスチン：1.4mg/m²，15分，33週毎 プレドニゾロン：60mg/m²，15分，33週毎 （第2〜5日までプレドニゾロン100mgを内服）
投与スケジュール	R：毎週投与，8サイクル CHOP：3週毎，6〜8サイクル

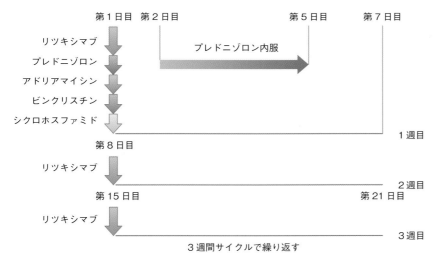

図4 ● R-CHOP療法：スケジュール

レジメンの知識を患者ケアに結び付けるために

　まずは自分の勤務する病棟でよく使われているレジメンについて，本項で触れてきた知識をもとに整理することからはじめてください．そこに，副作用についての知識が加われば日常の看護を行ううえでは十分だと思います．

　次の段階として，ここで得た知識を生かして，患者をより深く知り，より質の高い看護へと結びつけるためには，患者の受けている治療についても広く知っている必要があります．レジメンがどのような目的で行われているかに着

目して，レジメンの知識から治療の全体像をのぞいてみるとさらに一歩先に進めるのではないかと思います．

　たとえば，手術の補助療法として行われる場合とすでに再発・転移していて延命を目的に行われる場合があります．治療の目的が異なれば治療を受ける患者の心持ちも違ってきます．補助療法として化学療法を受けている患者は将来の再発・転移への不安を抱えてはいますが，手術によって治癒が得られていることも多く，治療期間も半年や1年間などあらかじめ決まっています．

　一方で，すでに転移や再発が明らかである場合には，その目的は多くの場合延命です．治癒が困難であるという重い事実をまず受け止めることから治療がはじまり，治療に終わりがなく，残された時間の中で自身の生活と治療の共存を図らなくてはならず，医学的内容のみならず，ライフスタイルや治療を支える家族の存在なども考慮しなくてはいけません．

　治療の目的などの説明を通常は医師が行いますが，看護師もこれまで述べたことを認識したうえでかかわることができれば，より近い立場で患者の気持ちを思いやることができ，日常的なケアを少しでも向上させることができるのではないかと考えます．

第 2 章

抗がん薬の主な副作用

Contents

1. 副作用と症状マネジメント

総論

- 薬物療法の副作用は治療方法によって出現するタイミングが異なります.

- 細胞障害性抗がん薬の副作用は徐々に回復するものと治療のたびに重くなるものがあります.

- 分子標的薬の副作用は慢性的なものが多いため,治療期間中は持続することが多いです.

細胞障害性抗がん薬（図1）

　薬剤により多少の差はありますが,投与後1週間程度に嘔気・倦怠感などの自覚症状が出現し,投与後1〜2週に検査所見の悪化がみられます.

- とくにこの時期に問題となる副作用のひとつに血球減少があるが,治療後徐々に回復する.

　一般には,細胞障害性抗がん薬による治療は3〜4週で繰り返し実施することが多いため,副作用の回復を待ってから次の治療に進みます.

- 末梢神経障害,貧血,脱毛など,治療の回数を重ねる毎に症状が重くなる副作用もある.

分子標的薬

　多くの分子標的薬は内服であり,1〜2週間の連続内服によって血中濃度が上昇していき,安定します.副作用も細胞障害性抗がん薬のような時期的なものよりは治療期間中で慢性的に持続することが多いです.

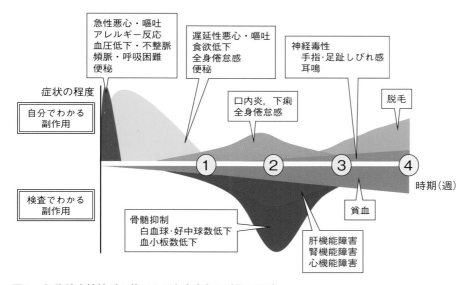

図1 ● 細胞障害性抗がん薬による有害事象の時期と程度
（国立がん研究センター中央病院　山本 昇 先生よりご提供）

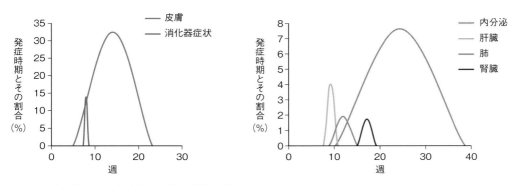

図2 ● 免疫療法による有害事象の発現時期の例

　内服薬の場合には，おそくとも内服中止2週間後くらいには症状が軽快してきます．皮膚障害などは回復にしばらく時間を要しますが，倦怠感，粘膜炎などは比較的すみやかに回復します．

　分子標的薬の多くに認められる肺障害は，比較的早期にみられるものですが，薬剤によってそのタイミングも少し異なります．

免疫療法

　免疫療法は，有害事象の種類によってその発現時期が異なります（図2）.

　下痢などの有害事象は数か月以内に発症することが多いですが，内分泌関連は遅れて発症します．また，投与後1年以上経っても，引き続き治療の中止を要するような有害事象が発生することがあるので注意が必要です．

第2章　抗がん薬の主な副作用

感染症

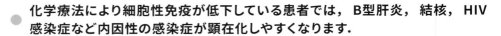

Check

- 化学療法により細胞性免疫が低下している患者では，B型肝炎，結核，HIV感染症など内因性の感染症が顕在化しやすくなります．

- がん患者はインフルエンザによる重症化リスクが高いため，ワクチン接種が重要です．

- ほとんどの抗がん薬でみられる好中球減少症では，重症化リスクを把握し，感染徴候を見逃さないようにします．

用語解説

＊1　細胞性免疫
特異的細胞性因子（感作リンパ球）による免疫反応で，抗体は関与せずT細胞を中心とした異物処理機構．ツベルクリン反応や移植片拒絶反応に代表される．抗体を中心とした異物処理機構は体液性免疫と呼ばれる．

略語

HIV
ヒト免疫不全ウイルス：human immunodeficiency virus

HBV
B型肝炎ウイルス：hepatitis B virus

　化学療法を行う患者は，治療により免疫細胞の1つであるT細胞の抑制をきっかけに細胞性免疫*1が低下している状態です．そのため，体の中の内因性の感染症（常在菌などによる）が顕在化し問題を起こすことがあります．

　ここではB型肝炎，結核，ヒト免疫不全ウイルス（HIV）感染症などを基礎疾患に持つ患者への対策およびインフルエンザワクチン接種に関する概論を述べます．

B型肝炎

　ウイルス性肝炎キャリア（感染しているが発症していない）など，治療前スクリーニング検査で初めて診断される場合があります．B型肝炎ウイルス（HBV）感染患者に対し化学療法を行った場合，HBV再活性化が起き，劇症肝炎を発症することがあり，再活性化に伴う肝炎の致死率は10%以上ともいわれています．そのため，化学療法を行う患者では全例でHBs抗原を測定するとともに，B型肝炎治療ガイドラインに従いスクリーニングとモニタリングを行うことが推奨されます．

　HBs抗原が陽性の場合にはHBe抗原，HBe抗体，HBV・DNA（定量）を測定して，核酸アナログ製剤を原則として内服します．

　HBs抗原が陰性の場合でも日本では罹患率が高いことから，HBs抗体，HBe抗体を測定し，いずれかが陽性であれば，HBV・DNAを定量し，その量に応じて核酸アナログの内服か，DNAの定期的モニタリングかを選択します[1]．

- HBV再活性化のリスクがある症例では、肝臓専門医へのコンサルテーションとともに、核酸アナログ製剤*²の投与について検討する.
- 肝機能障害がある場合は、肝機能に応じた抗がん薬の投与量を調整する.
- 倦怠感などの症状、黄疸や肝脾腫など肝機能障害を疑う所見がないか、定期的な肝機能評価を行い、合併症の悪化を早期に発見できるよう注意する.

結核

日本の結核登録率は、人口10万対11.5（2019年）で[2]、結核の中蔓延国とされています. 高齢者が多く、また外国出生者の患者が増加傾向にあります.

免疫が低下することを契機に発病するとされているため、抗がん薬投与時は発病のリスクが高くなります. 免疫低下時には肺結核に加え、肺外結核（腸結核、脊椎カリエスなど）にも注意が必要です.

- 結核の既往や最近6か月で結核患者との接触歴がある場合、胸部X線上明らかな陳旧性結核の所見がある場合は活動性結核感染を疑い精査を行う.
- 結核菌による感染は成立しているが臨床的に発病していない状態では、イソニアジドなどの予防治療が行われる.
- 結核菌による感染を診断する検査として、ツベルクリン反応*³、クオンティフェロン（QuantiFERON）-TB（QFT）*⁴、T-SPOT*⁴などがある.

HIV感染症

日本の累積HIV感染者は22,479人（2020年）確認されており[3]、毎年の感染者数も減少傾向ではあるものの1,000人近くが発症しています.

HIV感染者では非感染者と比較して悪性腫瘍の合併が多く、抗がん薬治療を行う場合は感染症専門医との相談が必要です.

- すでに抗HIV薬による治療が開始されている場合は、可能な限り抗HIV薬の内服治療を継続する.
- 抗がん薬の中には、抗HIV薬との併用禁忌や併用注意の薬剤が含まれているため、注意する.

インフルエンザ

通常の季節性インフルエンザでは、がん患者が感染した場合の死亡率が高くなっています. このように、がん患者は重症化のリスクが高いため、ワクチン接種が推奨されています. インフルエンザワクチンは季節性・新型ともに不活化ワクチン*⁵であり、接種に伴う感染の危険はありません.

用語解説
＊2 核酸アナログ製剤
HBV複製過程を直接抑制する経口の抗ウイルス薬.

用語解説
＊3 ツベルクリン反応
結核菌に対するアレルギー反応を利用して結核菌感染の有無を調べる方法.
日本ではBCG（毒性を弱くしたウシ型結核菌で結核の発病を防ぐための予防接種〔生ワクチン〕）の影響で結果の評価は難しい.

＊4 クオンティフェロン・TB（QFT）、T-SPOT
免疫学的検査法であるインターフェロン-γ（IFN-γ）遊離検査（IGRA検査）で、新しい結核診断法として用いられている. QFTは産生されたインターフェロン-γの総量を測定し、T-SPOTはインターフェロン-γを産生した細胞（スポット）の数を測定する. BCGの影響を受けず、陽性の場合は結核菌に感染していると考えられる. ただし、既感染か発病しているかは結核菌の存在を確かめないと判断できない.

用語解説
＊5 不活化ワクチン
ワクチンの抗原となる細菌やウイルスなどの微生物を不活化し、ワクチンとしたもの. 逆に、生きた微生物を含むワクチンを生ワクチンという.

> ● ワクチン接種は患者だけではなく，同居している家族や面会者なども受けることが望ましいとされる．
> ● 免疫獲得にはワクチン接種後2週間程度を要するため，注意が必要．

発熱性好中球減少症

略語

FN
発熱性好中球減少症：
febrile neutropenia

MASCC
国際がんサポーティブ
ケア学会：Multina-
tional Association of
Supportive Care in
Cancer

　好中球減少は一部の分子標的薬を除く，ほとんどの抗がん薬でみられる副作用です．発熱を伴うものは発熱性好中球減少症（FN）といい，わが国と米国ではその定義が異なります（**表1，2**）．

　FNの患者が重症化するかどうかを予測するためのスコアリングとして，国際がんサポーティブケア学会（MASCC）より，MASCCスコアが提唱されています（**表3**）．

> ● 身体所見では以下の所見に注意する．
> ・口腔内や口腔粘膜→歯肉炎や扁桃周囲膿瘍など
> ・カテーテル→発赤や膿
> ・肛門周囲→肛門周囲膿瘍
> ・皮膚→皮疹（単純ヘルペスウイルス，水痘・帯状疱疹ウイルスなどによる水疱性病変など）
> ● 検査所見では以下の所見に注意する．
> ・好中球数が減少しているときには，感染症があっても検査にはっきり異常所見が現れないことが多い．
> ・血液培養の陽性率が高いため培養採取は重要である（1セットの場合，感度が低いため可能なら採取する場所を変えて2セット採取）．

表1 ● 日本の発熱性好中球減少症の定義（日本臨床腫瘍学会）

発熱：1回の腋窩温（腋の下の温度）≧37.5℃または1回の口腔内温≧38℃
好中球減少：好中球数1,000/μL未満で，500/μL未満に減少すると予測される場合
＊上記2つを満たす場合を発熱性好中球減少症と定義する．

（日本臨床腫瘍学会編：発熱性好中球減少症(FN)診療ガイドライン（改訂第2版）．p.2，南江堂，2017を参考に作成）

表2 ● 米国感染症学会の定義

発熱：1回の口腔内温≧38.3℃もしくは38℃以上の状態が1時間以上持続
好中球減少：末梢血好中球数500cells/mm³未満，もしくは1,000cells/mm³であり500cells/mm³未満への低下が予想される
＊上記2つを満たす場合を発熱性好中球減少症と定義する．

表3 ● 重症度分類　MASCCスコア

項目		スコア
臨床症状の程度 （どちらかを選択）	症状なし，軽症	5
	中等度以上の症状	3
低血圧（＜90mmHgまたは昇圧薬を要する）がない		5
慢性閉塞性肺疾患がない		4
固形がんである，あるいは真菌感染症の既往がない		4
脱水なし		3
外来管理下での発熱		3
年齢60歳未満		2

該当する項目のスコアを加算，スコアが高いほど低リスク.
理論的な最高点スコアは26点，21点以上の患者は低リスクと評価する.
内服薬や静注薬で加療を行う（リスクが高い患者は入院で加療）.

（Jean Klastersky, et al：The Multinational Association for Supportive Care in Cancer Risk Index：A Multinational Scoring System for Identifying Low-Risk Febrile Neutropenic Cancer Patients．J Clin Oncol，18(16)：3038-3051，2000を参考に作成）

引用・参考文献

1. 日本肝臓学会肝炎診療ガイドライン作成委員会編：B型肝炎治療ガイドライン（第3.3版）．2021.
   https://www.jsh.or.jp/lib/files/medical/guidelines/jsh_guidlines/B_v3.3.pdf（2021年4月13日検索）
2. 結核研究所疫学情報センター：2019年結核年報速報．2020.
   https://www.jata.or.jp/rit/ekigaku/toukei/nenpou/（2021年5月25日検索）
3. API-Net：日本の状況 エイズ動向委員会報告.令和2年12月現在のHIV感染者及びAIDS患者の国籍別，性別，感染経路別報告数の累計.
   https://api-net.jfap.or.jp/status/japan/data/2021/2103/20210316_HYO-02.pdf（2021年4月13日検索）
4. 日本臨床腫瘍学会編：発熱性好中球減少症（FN）診療ガイドライン（改訂第2版）．p.2，南江堂，2017.
5. Jean Klastersky, et al：The Multinational Association for Supportive Care in Cancer Risk Index：A Multinational Scoring System for Identifying Low-Risk Febrile Neutropenic Cancer Patients. J Clin Oncol，18(16)：3038-3051，2000.
6. 山本信之監（宿谷威仁ほか編）：肺癌内科診療マニュアル—EBMと静岡がんセンターの臨床から．医薬ジャーナル社，2011.
7. 岡元るみ子ほか編：抗がん剤の減量・休薬の基準．がん化学療法副作用対策ハンドブック 副作用の予防・治療から，抗がん剤の減量・休薬の基準，外来での注意点まで（第3版）．羊土社，2019.
8. ASCO：Supportive Care and Treatment Related Issues.
9. 正岡 徹：総説：好中球減少時の発熱について．日本化学療法学会雑誌，51(6)：321-324，2003.
   https://www.jstage.jst.go.jp/article/chemotherapy1995/51/6/51_6_321/_pdf/-char/ja（2021年4月13日検索）

第2章 抗がん薬の主な副作用

② 骨髄抑制

Check

- ● 抗がん薬により骨髄での造血機能が一定期間抑制されます．

- ● 白血球・赤血球・血小板の減少によるリスクと対策を把握します．

- ● 白血球(好中球)の減少では，発熱性好中球減少症から急激な敗血症性ショックに至ることがあるため注意が必要です．

　骨髄抑制(血液毒性)とは，抗がん薬により骨髄での造血機能が一定期間抑制されることにより，白血球・赤血球・血小板が減少する状態を指します(**図1**).

Point
- ● 白血球減少(とくに好中球)→感染症のリスクが高まる
- ● 血小板減少→出血しやすい・止血しにくい
- ● 赤血球減少→貧血→低酸素血症→心不全や脳虚血の発症リスク

　骨髄抑制の程度・時期・抑制される血球の種類は，抗がん薬の種類・レジメンにより異なります．連日内服投与では著明にあらわれず，徐々に骨髄抑制が増強する場合もあります．抗がん薬の種類にもよりますが，顆粒球のNadir(体内の血球数が最も少ない状態)に到達する時期は投与後おおむね7 〜 21日程度であるとされています．

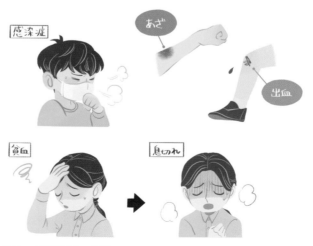

図1 ● 骨髄抑制の症状

Clinical Nursing Skills | Cancer Chemotherapy Nursing

略語
FN
発熱性好中球減少症：
febrile neutropenia

CTCAE v5.0
有害事象共通用語規準
v5.0：Common Termi-
nology Criteria for
Adverse Events Ver-
sion5.0

G-CSF
顆粒球コロニー刺激因
子：granulocyte colo-
ny-stimulating factor

用語解説
**＊1 顆粒球コロニー
刺激因子（G-CSF）
製剤**
骨髄中の顆粒球（とく
に好中球）の前駆細胞
内のG-CSF受容体に結
合し，前駆細胞の増
殖・成熟を促進，好中
球の機能を亢進する作
用をもつ.

白血球減少

好中球が減少するだけでは症状はありませんが，感染源が不明である微熱が継続したり，発熱性好中球減少症（FN）から急激な敗血症性ショックに至ることがあります（「発熱性好中球減少症（FN）」p.132 ～ 135参照）.

有害事象共通用語規準 v5.0（CTCAE v5.0）でGrade3 ～ 4（**表1，2**）に該当する強い血液毒性を示す患者に対しては，顆粒球コロニー刺激因子（G-CSF）製剤＊1の投与や輸血などの支持療法を行います.

G-CSF製剤の種類

連日投与のタイプでは，フィルグラスチム（グラン®），レノグラスチム（ノイトロジン®），化学療法1サイクルにつき1回投与タイプではペグフィルグラスチム（ジーラスタ®）などがあります.

G-CSF製剤による治療

G-CSF製剤による治療で注意すべきポイントを**表3**にまとめました.

予防的G-CSF製剤の投与

高い頻度（10%以上）でFNをきたすと予想される化学療法を施行する場合，FN発症または重症化のリスクが高いと考えられる要素（**表4**）をもつ患者では予防的G-CSF製剤投与を検討してもよいとされています.

表1 ● 白血球減少の重症度の評価表

有害事象	評価
Grade1	<LLN～ 3,000/mm³
Grade2	<3,000～2,000/mm³
Grade3	<2,000～1,000/mm³
Grade4	<1,000/mm³

LLN：(施設)基準範囲下限

(有害事象共通用語規準 v5.0 日本語訳JCOG 版（略称：CTCAE v5.0 - JCOG）より引用，改変 JCOGホームページ http://www.jcog.jp/）Grade5を省略して掲載

表2 ● 好中球数減少の重症度の評価表

有害事象	好中球数減少
Grade1	<LLN～ 1,500/mm³
Grade2	<1,500～1,000/mm³
Grade3	<1,000 ～ 500/mm³
Grade4	<500/mm³

LLN：(施設)基準範囲下限

(有害事象共通用語規準 v5.0 日本語訳JCOG 版（略称：CTCAE v5.0 - JCOG）より引用，改変 JCOGホームページ http://www.jcog.jp/）Grade5を省略して掲載

表3 ● G-CSF製剤による治療で注意すべきポイント

①好中球系前駆細胞がより障害されるため，抗がん薬投与前後24時間はG-CSF製剤を使用しない.
②血小板減少など出血傾向がある場合は皮下注射を避け，静脈注射で投与する.
③好中球が2,000～5,000/μLに達するまで投与を続ける.
④骨髄の機能が回復しているかを単球分画の増加，網状赤血球の増加で予想する.
⑤骨髄抑制の程度で抗がん薬の投与量を調整する.
→1サイクル目で患者ごとの抑制の程度を把握し，2サイクル目以降の化学療法での投与量や方法を調節，G-CSF製剤併用について検討する.

※減量・休薬の基準は抗がん薬の治療計画によって異なる.

Clinical Nursing Skills | Cancer Chemotherapy Nursing

表4 ● 予防的G-CSF製剤投与が適応となる患者

・65歳以上	・腫瘍の骨髄浸潤による血球減少
・Performance Status（PS）不良	・低栄養状態
・発熱性好中球減少の既往がある	・高度の肝腎機能障害
・広範囲放射線照射の治療歴がある	・開放創や活動性の感染症
・同時併用放射線化学療法	・より進行したがん，合併症などがある患者

＊G-CSF製剤は米国臨床腫瘍学会（ASCO）ガイドラインに準じて使用

略語
ASCO
米国臨床腫瘍学会：
American Society of
Clinical Oncology

血小板減少

血小板減少は，好中球減少よりも頻度が少なく，程度も軽いことが多い副作用です．

● ASCOガイドライン：血小板数が1万/μL以下，もしくは2万/μL以上でも出血のリスクが高い場合には予防的血小板輸血を行う[2]．
● 厚生労働省「血液製剤の使用指針，固形腫瘍に対する化学療法」：血小板数が1万/μL未満で出血傾向を認める場合には，血小板輸血の必要性を検討する[3]．

略語
QOL
生活の質：quality of
life

GVHD
移植片対宿主病：graft-
versus-host disease

MAP
赤血球濃厚液（マンニトール・アデニン・リン酸塩加赤血球）：man-
nitol-adenine-phos-
phate

赤血球減少

抗がん薬による赤血球減少は，シスプラチンなどによる骨髄抑制や腎毒性によるエリスロポエチン産生の抑制により進行すると考えられています．

赤血球の半減期が約120日と長いため，赤血球減少は，好中球減少，血小板減少に比べゆっくりと発現します．

● 臨床症状（皮膚粘膜・結膜の蒼白，動悸，息切れ，倦怠感，めまい，頭痛，頻脈などの症状）とHb値を踏まえ，赤血球輸血の必要性を検討する．
● 赤血球輸血
 ・治療方針について明確なガイドラインはないが，厚生労働省による「血液製剤の使用指針」ではHb値7 〜 8g/dLが赤血球輸血を行う1つの目安となる．
 ・輸血による患者の症状やQOLの改善によるメリットと，各種ウイルス感染症，アレルギー反応，心肺合併症，輸血後移植片対宿主病（輸血後GVHD）[*2]，溶血などの副作用や合併症のデメリットのバランスを考える．
 ・予測Hb値を参考しながら赤血球濃厚液（MAP）1 〜 2単位を輸血する．輸血後のHb値は10g/dL以上にする必要はない．

用語解説
＊2 輸血後移植片対
宿主病
（輸血後GVHD）
輸血用血液製剤中の供
血者のリンパ球が患者
に生着し，体組織を攻
撃することにより起こ
る病態．輸血後1 〜 2
週間で発熱・紅斑の出
現，肝障害・下痢・下血
等の症状がみられるよ
うになり，骨髄無形
成・汎血球減少症，多
臓器不全に至る．多く
は輸血後1か月以内に
致死的経過をたどる
が，輸血用血液に放射
線を照射しリンパ球の
増殖能を破壊すること
で予防が可能である．
日本では，血漿製剤を
除くほぼすべての輸血
用血液で，この予防策
が講じられている．

引用・参考文献

1. 日本臨床腫瘍研究グループ：有害事象共通用語規準 v5.0日本語訳JCOG版．2019．
   http://www.jcog.jp/doctor/tool/CTCAEv5J_20190905_v22_1.pdf（2021年2月26日検索）
2. ASCO：Supportive Care and Treatment Related Issues.
3. 厚生労働省医薬・生活衛生局：血液製剤の使用指針（平成31年3月）．
   https://www.mhlw.go.jp/content/11127000/000493546.pdf（2021年4月13日検索）
4. 山本信之監（赤松弘朗ほか編）：肺癌内科診療マニュアル─EBMと実臨床の立場から．医薬ジャーナル社，2015．
5. 岡元るみ子ほか編：がん化学療法副作用対策ハンドブック 副作用の予防・治療から，抗がん剤の減量・休薬の基準，外来での
   注意点まで（第3版）．羊土社，2019．

③ 脱毛

Check

● 脱毛は皮膚障害の一部として起こる一時的な副作用です.

● 予防的な関わりや早期発見により重症化を防ぎ, 治療継続を目指すことが重要です.

● 脱毛が起こりやすい抗がん薬を把握し, 早期に対処できるように事前に患者指導を行います.

脱毛は, 抗がん薬により毛根にある増殖が活発な正常細胞の働きが抑制されるために起き, 皮膚障害の一部として出現します.

抗がん薬投与後2週間程度で脱毛が始まり, 3週間で著明になります. 頭髪だけでなく全ての体毛が脱毛しますが, 治療が終わって1〜2か月で再生が始まり, その後3〜6か月でほとんど回復します (**図1**).

脱毛は一時的な副作用であり, 予防的な関わりや早期発見による減薬・休薬で重症化を防ぎ, 治療継続を目指すことが重要です.

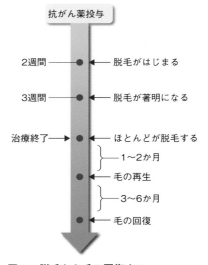

図1 ● 脱毛から毛の回復まで

脱毛を起こしやすい薬剤

アントラサイクリン系, タキサン系ではほぼ出現します. 具体的な薬剤の種類を**表1**に示します. なお, 最近開発・実用化が進んでいる分子標的薬や免疫チェックポイント阻害薬では脱毛の副作用はほとんどみられません.

第2章 抗がん薬の主な副作用

表1 ● 脱毛を起こしやすい抗がん薬

高頻度	比較的高頻度
• シクロホスファミド(エンドキサン®)	• ブスルファン(ブスルフェクス®)
• ダウノルビシン(ダウノマイシン®)	• カペシタビン(ゼローダ®)
• ドキソルビシン(アドリアシン®)	• イリノテカン(カンプト®)
• エトポシド(ラステット®)	• メトトレキサート(メソトレキセート®)
• イホスファミド(イホマイド®)	• マイトマイシンC(マイトマイシン®)
• パクリタキセル(タキソール®)	
• ドセタキセル(タキソテール®)	
• ビンブラスチン(エクザール®)	
• ビンクリスチン(オンコビン®)	
• アムルビシン(カルセド®)	

アントラサイクリン系薬

　ドキソルビシンとアムルビシンがあります．ドキソルビシンは，腫瘍細胞のDNAと複合体を形成することによってDNAポリメラーゼ反応，RNAポリメラーゼ反応を阻害しDNAとRNAの双方の生合成を抑制します．アムルビシンは，トポイソメラーゼII阻害作用などを介したDNA切断作用，ラジカル産生作用をもちます．

タキサン系薬

　パクリタキセルやドセタキセルなどのタキサン系は，細胞内の微小管タンパク重合を促進することにより微小管の安定化・過剰形成を引き起こし，紡錘体の機能を障害することにより細胞分裂を障害します．

予防

　脱毛に関して確実な予防方法はなく，早期に対処できるように事前に患者指導を行っておくことが重要です．

Point

●化学療法開始前
- 具体的な情報提供を行う
  脱毛の時期や抜け方について説明する．投与2～3週間目くらいから脱毛が始まり，抜け始めると数日で全体の70～80％が脱毛することを伝える．抜けはじめに頭皮の違和感を訴える患者もいる．
- 治療前になるべく頭髪を短くすることを勧める．脱毛を目立ちにくくし，脱毛量を減らすことが目的である．頭髪を剃るのは頭皮を傷つけることになるため勧めない．

脱毛への対応

　脱毛は外見の変化による精神的なダメージが大きく，医療用のウィッグなどのケア用品について情報提供を行います．脱毛は頭皮だけではなく，薬剤によっては眉毛やまつ毛，さらに鼻毛や陰毛，体毛も抜ける場合があります．まつ毛が抜けると目にゴミが入りやすくなるため，外出時に眼鏡をかけるのもよい方法です．

Point

● ケア用品の情報提供
　• 医療用ウィッグや帽子，スカーフ，つけ毛の紹介を行う．
　• ウィッグはさまざまな種類があり，特徴についても説明を行い，患者にとって利便性の高いものを選択してもらう（表2，図2）．
　• 帽子やバンダナ，つけ毛などで工夫している人も多いので，実際の活用例も紹介する．
● 化粧法の紹介
　• 眉毛やまつ毛の脱毛に関しては，化粧やつけまつ毛で対応する．

表2 ● 医療用ウィッグの毛質の違い

毛質の種類	長所	短所
人毛	• カットやパーマ，ドライヤーやカーラーでのアレンジができる • 耐久性にすぐれている	• セット，手入れが必要 • 退色しやすい • 洗うとスタイルが保持できない
人工毛(合成繊維)	• スタイルが崩れにくい • 人毛に比べて軽い	• 熱や摩擦に弱く，毛先が縮れる • 耐久性にやや欠ける • テカリがある
人毛と人工毛(合成繊維)のミックス	• 洗ってもスタイルをキープできる • カットアレンジができる	• 人工毛の部分が縮れる • 人毛の部分が退色する

(阿部恭子：がん看護セレクション 乳がん患者ケア．p.225，学研メディカル秀潤社，2013)

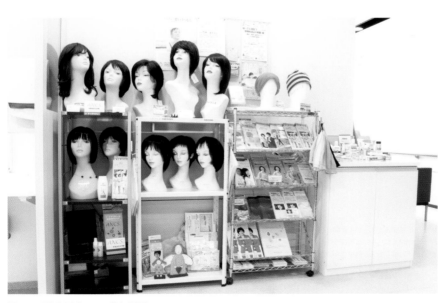

図2 ● 医療用ウィッグや帽子

化学療法中の頭皮ケア

　頭皮ケアについても指導を行い，脱毛や皮膚障害の予防，脱毛量の軽減に努めます．

Point

- 骨髄抑制期に起こりやすい毛包炎の予防のため，脱毛初期は頭皮を清潔に保つ．
- 頭皮に刺激の少ないブラシを使用する．
- ドライヤーはできれば避け，使用する場合は低温で頭皮を傷めないように注意する．
- かつらを使用している場合，脱毛が始まったら自宅ではなるべく外し，シャワーキャップや帽子・スカーフなどで通気性を保つことを勧める．
- 育毛剤は血行を促進し，毛根の代謝を活性化させる作用があり，治療中はさらに毛根にダメージを与える可能性があるため，使用を避ける．

引用・参考文献

1. 阿部恭子ほか編：がん看護セレクション 乳がん患者ケア．p.225，学研メディカル秀潤社，2012．
2. 山本信之監（赤松弘朗ほか編）：肺癌内科診療マニュアル―EBMと実臨床の立場から．医薬ジャーナル社，2015．
3. 日本乳癌学会編：患者さんのための乳がん診療ガイドライン2019年版（第6版）．金原出版，2019．
4. 野澤桂子ほか編：臨床で活かす がん患者のアピアランスケア．南山堂，2017．
5. 国立がん研究センターがん対策情報センター：がん情報サービス 脱毛（2020年3月更新）．
http://ganjoho.jp/public/support/condition/alopecia.html（2021年4月13日検索）

医療用ウィッグ・帽子専門店，貸し出し団体一覧

医療用ウィッグ

名称（URL）	実店舗	オンラインショップ・受付	備考
スヴェンソン https://www.svenson.co.jp/	○	https://ladys-store.svenson.co.jp/	月額制の プランあり
アンクス（アートネイチャー） https://www.julliaolger.jp/ancs/	○	https://www.julliaolger.jp/ancs/flow/	自宅・病院への 出張サービス あり
ラフラ（アデランス） https://www.aderans.co.jp/medicare/	○	https://medical-aderans.com/shopbrand/iryowig/	
ハイネット https://www.hi-net-web.com/	○	https://www.hi-net-web.com/c/wig/medical	東急百貨店， 大丸松坂屋の 通販での 取り扱いもあり
アプラン（東京義髪整形） http://www.aplan-tgs.com/	○	http://aplan.shop7.makeshop.jp/	貸出プランあり
an https://www.beauty-an.jp/	○	https://www.beauty-an.jp/order.html	
髪の毛帽子With Wig https://www.withwig.com/	なし	https://www.withwig.com/	
ワンステップ https://www.glowing.jp/	○	https://www.glowing.jp/flow-net	
アンペリール（セラヴィ） https://www.katsura-iryou.jp/	○	https://embellir.shop-pro.jp/	貸出プランあり
リネアストリア https://ilovewig.jp/anticancer	○	https://ilovewig.jp/	
ブライトララ https://www.brightlele.jp/	なし	https://www.brightlele.jp/ic/cat-034	
アクアドール https://aquadollwig.jp/	○	https://aquadollwig.jp/medical	
ベリー＆ローズ https://berry-rose.com/	○	https://berry-rose.com/	帽子の取り扱い もあり
医療用ウィッグ ストーリー https://carewig.com/	○ （神奈川県）	https://carewig.com/index.html	
NPO法人 ウィッグリング・ジャパン http://wig-ring.info/	○ （福岡県）	http://wig-ring.info/lp/001/	貸出あり
夏目雅子ひまわり基金 https://www.himawari-kikin.com/	なし	http://wig-guide.com/info-himawari.html	無料貸し出し （販売なし）

医療用帽子

名称（URL）	実店舗	オンラインショップ・受付	備考
タンドレ https://tendre.org/	なし	https://tendre.org/SHOP/103485/list.html	
カジュアルボックス https://www.casual-box.com/	なし	https://www.casual-box.com/c/iryo	
医療用帽子シエル https://www.cottonciel.jp/index.html	なし	https://www.cottonciel.jp/index.html	

④ 口内炎

Check

- 口内炎は頻度の高い副作用で，抗がん薬投与後数日から10日目頃に発生します．

- 口内炎の予防や重症化を防ぐには適切な含嗽や口腔ケアの指導，早期の治療介入が重要です．

- 治療では，症状に合わせた対症療法に加え，食事の工夫，口腔ケアなどを行い，粘膜の修復を待ちます．

Clinical Nursing Skills ｜ Cancer Chemotherapy Nursing

　口内炎とは，口腔内に現れる粘膜の炎症性病変のことであり，抗がん薬投与後，数日から10日目頃に発生しやすい副作用です．抗がん薬治療中にとくに起こりやすい副作用の1つであり，重症化すると痛みや味覚異常から食事摂取量の低下や会話のしづらさが出現し，生活の質が低下します．そのため，抗がん薬治療中には適切な口腔ケアの指導や早期の治療介入が重要です．

口内炎発症のメカニズム

　細胞障害性抗がん薬では，活性酸素により粘膜表皮細胞内にサイトカインが発生し，DNAの損傷や炎症反応を伴うことで，口内炎が出現すると考えられています．

　分子標的薬は細胞内の増殖シグナル伝達を抑える薬剤で，細胞障害性抗がん薬による発症メカニズムとは異なり，T細胞性リンパ球による炎症反応によって生じることなどが指摘されています．また，抗がん薬やがんそのものにより免疫機能が低下し，口腔内の細菌や真菌，ウイルスの感染，増殖が口内炎の引き金になることも指摘されています．

　なお，口腔内の乾燥は口内炎の悪化を助長します．

口内炎を発症しやすい患者

　口内炎が発生しやすい患者を表1に示します．患者側のリスク因子として認識しておきましょう．

表1 ● 口内炎を発症しやすい患者のリスク因子

- う歯や歯周病，義歯の不適合など口腔衛生状態が不良な患者
- 高齢者や糖尿病，ステロイド薬の使用により免疫能が低下した患者
- 栄養状態が不良な患者
- 喫煙している患者

口内炎を起こしやすい薬剤

口内炎を起こしやすい薬剤を**表2**に示します.

表2 ● 口内炎を起こしやすい抗がん薬の例

細胞障害性抗がん薬	分子標的薬
• フッ化ピリミジン系薬剤 フルオロウラシル，テガフール・ギメラシル・ オテラシルカリウム　など • メトトレキサート • アントラサイクリン系薬剤 ドキソルビシン，エピルビシン　など	• エベロリムス • スニチニブ • アファチニブ • オシメルチニブ • アキシチニブ 　　　　　など

口内炎の評価

患者への問診を行い，口腔粘膜や喉の奥を十分に観察し，項目を評価します（**表3**）.起こりやすい場所は唇の裏側（**図1**）や頬の粘膜，舌の側面の粘膜です.

表3 ● 口内炎の評価項目

- 疼痛などの症状
- 口内炎の範囲
- どのような形態か
  - 発赤，アフタ，びらん，潰瘍，水疱など

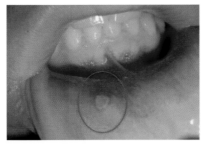

唇の裏側に生じている

図1 ● 口内炎の例（アフタ性口内炎）

口内炎が，抗がん薬によるものか，感染によるものかの判断は難しく，迷う場合には医師に相談しましょう.代表的なウイルス性口内炎はヘルペスウイルス感染によるものです.この場合，口腔粘膜に複数の水疱ができ，破れて潰瘍を作るのが特徴です.また，真菌性口内炎はカンジダ感染によるものであり，口腔粘膜に白い苔のようなもの（白苔）が付着するのが特徴です.

抗がん薬の副作用の重症度判定として，国際的な有害事象共通用語規準であ

略語
CTCAE v5.0
有害事象共通用語規準
v5.0：Common Termi-
nology Criteria for
Adverse Events Ver-
sion5.0

るCTCAE v5.0が広く用いられています．口内炎についてもCTCAEにより，重症度を示すことにより，医療者間の認識が深まります（**表4**）．

表4 ● 口内炎の重症度

有害事象	口腔粘膜炎
Grade1	症状がない，または軽度の症状；治療を要さない
Grade2	経口摂取に支障がない中等度の疼痛または潰瘍；食事の変更を要する
Grade3	高度の疼痛；経口摂取に支障がある
Grade4	生命を脅かす；緊急処置を要する
Grade5	死亡

（有害事象共通用語規準 v5.0 日本語訳JCOG 版（略称：CTCAE v5.0 - JCOG）より引用，改変
JCOGホームページ http://www.jcog.jp/）

予防

　口内炎の予防は，口腔内の清潔の維持や保湿が重要であり，含嗽や口腔ケアを指導します．これらは口内炎の重症化や二次感染の予防につながります．

　う歯や歯周病，義歯の不適合などは事前に確認し，必要があれば，抗がん薬治療前に歯科への受診を促します．喫煙している患者には，禁煙指導を行います．

含嗽について

　うがいは普通の水道水を用い，アルコール成分や殺菌成分が入っているうがい液は粘膜への刺激が強いものが多いため，使用を控えます．

● 処方例
- アズレンスルホン酸ナトリウム・炭酸水素ナトリウム含嗽剤（ハチアズレ®）1包を100mlの水またはぬるま湯に溶かして，1日3回以上うがいをする．
- 疼痛が強い時　2～4％キシロカイン®ビスカス10mL＋ハチアズレ®10gを水500mLで調製し，1日3回以上うがいをする．

口腔ケア

　こまめにブラッシングするように指導します．口内炎がある場合にはブラッシングによって粘膜が擦れて痛みが出るため，毛が柔らかめのヘッドの小さな歯ブラシが望ましく，ブラッシングは力を入れずに行います．また，歯磨剤はアルコールなどが含まれていない低刺激性のものを選びましょう．

その他の予防方法

　フルオロウラシルのボーラス投与＊1を含む治療方法では，投与時に氷片を30分間口に含むクライオセラピー（cryotherapy，冷却療法）の有効性が示されて

います[1].

　また，上皮細胞の増殖を促すケラチノサイト増殖因子-1（palifermin）の投与や低出力レーザー治療は，高用量の化学療法や移植治療を施行される血液がん患者，頭頸部がんに対する化学放射線療法を施行される患者において口内炎の軽減が期待されていますが[1]，データはまだ不十分であり，日本では用いられていません．

口内炎への対応

　口内炎に確立した治療法はなく，症状に合わせた対症療法を行い，粘膜の修復を待つ以外に方法はありません．含嗽や口腔ケアは継続し，口腔内の保湿や清潔に努めます．

アフタ性口内炎[*2]の場合

- ステロイドのデキサメタゾン口腔用軟膏を塗布する．

ウイルス性や真菌性の口内炎の場合（疑い例も含む）

- ステロイド軟膏は控え，口腔内カンジダに対しては抗真菌薬のフルコナゾールやイトラコナゾールの内服を行う．

炎症が強く，疼痛を伴う場合

- 消炎鎮痛薬を用いる．
- 食事によって疼痛が悪化する場合には，食前に即効性の麻薬を頓用で用いることも考慮する．
- 口内炎により食事が難しい場合には，熱いものや香辛料など刺激の強いものは避けるようにし，柔らかく煮込んだものなど食べやすいものを摂取するように指導する．食事があまり摂れない場合には総合栄養食品やゼリー飲料などの市販品を利用することも提案する．
- 咀嚼や会話がしづらい，飲み込むと痛みが強い場合には，消炎鎮痛剤に加えて麻薬の常用を検討し，鎮痛を図る．鎮痛薬に関しては医師との相談が必要である．

用語解説

＊2　アフタ性口内炎
円形または楕円形の白っぽい潰瘍で，潰瘍の周辺には炎症性発赤（紅暈）がみられる．口内炎の中で最も多い．

第2章　抗がん薬の主な副作用

引用文献

1. Lalla RV, et al：MASCC/ISOO Clinical Practice Guidelines for the Management of Mucositis Secondary to Cancer Therapy．Cancer．120(10)：1453-1461，2014.
2. 日本臨床腫瘍研究グループ：有害事象共通用語規準 v5.0日本語訳JCOG版．2019.
http://www.jcog.jp/doctor/tool/CTCAEv5J_20210305_v24.0.pdf（2021年6月2日検索）

5　悪心・嘔吐

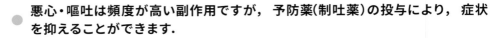

Check

- 悪心・嘔吐は頻度が高い副作用ですが，予防薬(制吐薬)の投与により，症状を抑えることができます．
- 抗がん薬の種類によって催吐性リスクが異なるため，各々の抗がん薬に合った予防薬の投与が重要です．
- 時間が経てば必ず軽減することを伝えるなど，患者の心理的負担が軽減するように努めます．

抗がん薬により誘発される悪心・嘔吐は，がん薬物療法の副作用の中でも高頻度に発現し，生活の質に影響を与えます．一方で，ステロイド薬をはじめ，ドパミン (D₂)受容体拮抗薬やセロトニン (5-HT₃)受容体拮抗薬，ニューロキニン 1 (NK-1)受容体拮抗薬，多元受容体作用抗精神病薬(MARTA)であるオランザピンなど多くの薬剤で制吐効果が報告されています[1]．

患者がより快適に過ごせるよう悪心・嘔吐の原因を把握し，抗がん薬に対して適切な制吐薬で治療を行うことが重要です．

略語
MARTA
多元受容体作用抗精神病薬：multi-acting receptor-targeted antipsychotics

悪心・嘔吐のメカニズム

悪心・嘔吐は延髄にある嘔吐中枢が刺激されることで生じます．嘔吐中枢が刺激されるメカニズムは主に4つの経路が知られています(**図1**)．

悪心・嘔吐は発現の状態により，以下の4つに分類されます．

- 急性悪心・嘔吐 (抗がん薬投与後24時間以内に出現)
- 遅発性悪心・嘔吐 (24時間後から約1週間程度持続)
- 突出性悪心・嘔吐 (制吐薬の予防的投与にもかかわらず発現)
- 予期性悪心・嘔吐 (抗がん薬のことを考えただけで誘発される)

急性悪心・嘔吐は，主に消化器器官からの経路によって引き起こされると考えられています．遅発性悪心・嘔吐の機序は，未だ不明な点が多いものの，NK-1受容体にサブスタンスPが結合することで引き起こされる可能性が指摘されています．

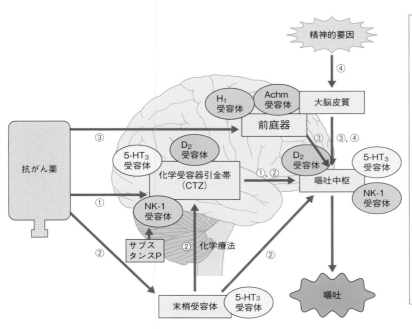

①抗がん薬やその代謝物が第4脳室周囲にある化学受容器引金帯（CTZ：chemoreceptor trigger zone）を刺激し，嘔吐中枢に伝わる経路.

②抗がん薬により肝臓や消化管の化学受容器が刺激され，迷走神経や交感神経を介し，嘔吐中枢やCTZに伝わる経路.

③前庭の病変や薬剤により前庭器が刺激され，嘔吐中枢に伝わる経路.

④精神的あるいは感情的な要因によって大脳皮質が刺激され，嘔吐中枢に伝わる経路.

H_1：ヒスタミン，Achm：ムスカリン，D_2：ドパミン，5-HT$_3$：セロトニン，NK-1：ニューロキニン1

図1 ● 悪心・嘔吐のメカニズム

略語
CTZ
化学受容器引金帯：chemoreceptor trigger zone

　予期性悪心・嘔吐は，以前の抗がん薬による悪心・嘔吐によるトラウマなど精神的な要因によって，抗がん薬開始前から誘発される悪心・嘔吐で，大脳皮質からの刺激の関与が考えられています.

悪心・嘔吐を起こしやすい薬剤

　悪心・嘔吐を起こしやすい抗がん薬は，催吐性によって4つにリスク分類されています（表1）.

表1 ● 抗がん薬の催吐性リスク分類と予防投与

分類	催吐頻度*	薬剤，レジメン	予防投与例
高度リスク	＞90%	シスプラチン，アントラサイクリン系化学療法薬＋シクロホスファミド併用療法など	デキサメタゾン 5-HT$_3$受容体拮抗薬（パロノセトロン，グラニセトロン，オンダンセトロン） NK-1受容体拮抗薬（アプレピタント，ホスアプレピタント） オランザピン**
中等度リスク	30～90%	オキサリプラチン，カルボプラチンなど	デキサメタゾン 5-HT$_3$受容体拮抗薬 NK-1受容体拮抗薬（必要に応じて）
軽度リスク	10～30%	パクリタキセル，ゲムシタビンなど	デキサメタゾン
最小度リスク	＜10%	トラスツズマブ，ビノレルビンなど	必要に応じて

＊悪心・嘔吐に対する薬剤を使用しない場合の催吐性の頻度
＊＊75歳以上の高齢者や糖尿病を有する患者には避ける

第**2**章 抗がん薬の主な副作用

悪心・嘔吐の評価

　悪心・嘔吐は個々の患者で評価します．悪心は患者の主観的な感覚であり，他覚的な評価よりも主観的な評価を優先します．一方で，嘔吐は回数や量などの他覚的な定量が可能です．

　悪心・嘔吐を評価する尺度として，Visual Analogue Scale（VAS）やNumerical Rating Scale（NRS）などがよく用いられています（図2）．また，重症度では国際的な有害事象共通用語規準（CTCAE）が多く用いられています（表2）．

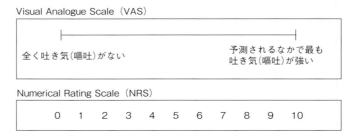

図2 ● VASとNRS

表2 ● 悪心・嘔吐の重症度

有害事象	悪心	嘔吐
Grade1	摂食習慣に影響のない食欲低下	治療を要さない
Grade2	顕著な体重減少，脱水または栄養失調を伴わない経口摂取量の減少	外来での静脈内輸液を要する；内科的治療を要する
Grade3	カロリーや水分の経口摂取が不十分；経管栄養/中心静脈栄養/入院を要する	経管栄養/中心静脈栄養/入院を要する
Grade4	―	生命を脅かす
Grade5	―	死亡

(有害事象共通用語規準 v5.0 日本語訳JCOG版(略称：CTCAE v5.0 - JCOG)より引用，改変
JCOGホームページ　http://www.jcog.jp/)

予防と患者への対応

　抗がん薬の種類によって催吐性リスクが異なり，各々の抗がん薬に合った予防薬の投与を行います（表1）．予防薬投与でも悪心・嘔吐の症状を認める場合には，追加での制吐薬を検討します．

　また，「時間が経てば必ず軽減する」という先の見通しを伝えることは，心理的負担を軽くする上でとても重要です．

Point

● 予防薬投与でも悪心・嘔吐の症状を認める場合に追加する制吐薬
- ドパミン受容体拮抗作用を示すメトクロプラミド（プリンペラン®），プロクロルペラジン（ノバミン®），ハロペリドール（セレネース®）などが一般的に使用される．
● 予期性の悪心・嘔吐
- ロラゼパム（ワイパックス®）やアルプラゾラム（ソラナックス®）などが推奨される．
● その他
- プロクロルペラジンやアルプラゾラムなどは治療開始時に患者へ自宅での使用方法などを説明し，悪心・嘔吐を抑えるように努める．
- 悪心・嘔吐がある際には，食事の種類などはこだわらず，患者が食べやすいものを摂取するように指導する．

第 **2** 章　抗がん薬の主な副作用

引用・参考文献

1. Razvi Y, et al：ASCO，NCCN，MASCC/ESMO：a comparison of antiemetic guidelines for the treatment of chemotherapy-induced nausea and vomiting in adult patients. Support Care Cancer，27(1)：87-95，2019.
2. 日本臨床腫瘍研究グループ：有害事象共通用語規準 v5.0 日本語訳JCOG版．2019.
http://www.jcog.jp/doctor/tool/CTCAEv5J_20210305_v24.0.pdf（2021年6月2日検索）
3. 聖マリアンナ医科大学病院腫瘍センター編：チャートでわかる！がん外来化学療法のリアル　チームで解決する18の副作用．南江堂，2014.
4. 日本癌治療学会編：制吐薬適正使用ガイドライン　2015年10月（第2版）．金原出版，2015.

⑥ 倦怠感 (cancer-related fatigue)

Check

- 倦怠感は主観的な症状のため，患者からの報告にもとづいて評価することが重要です．

- 倦怠感の程度と持続期間，日常生活行動への影響を把握します．

- 倦怠感の程度が大きい場合，抗がん薬の減量や休薬になることがあります．

倦怠感のメカニズム

倦怠感の定義は，がんやがん治療に伴う，つらさとともにある持続的で主観的な疲れであり，身体的，精神的な疲労の感覚です．労作に必ずしも比例せず，日常動作を妨げ，休息しても完全には回復しない持続的な状況です[1,2]．

倦怠感の評価

原疾患の病状や精神的苦痛などの関連性を考慮しながら評価を行います．主観的な症状なので，患者自身からの報告にもとづいて評価することが重要です．

CFS (Cancer Fatigue Scale) (**表1**) やNRS (Numerical Rating Scale) (**図1**)，症状評価票 (**表2**)，医療者による倦怠感の有無や評価には有害事象共通用語規準 (CTCAE) (**表3**) による評価が多く用いられています．

倦怠感の原因と患者への対応

化学療法を行っている患者の倦怠感には，様々な要因が考えられます (**図2**)．化学療法による直接的な倦怠感 (**表4**) から，悪心・嘔吐，食欲不振，下痢，電解質異常，肝障害，腎障害などの副作用に関連する倦怠感があり，薬剤，または副作用によって発現時期は異なります．

倦怠感の対応におけるアルゴリズムを図3に示します．把握すべきことは程度と持続期間，日常生活行動への影響です．

表1 ● CFS（Cancer Fatigue Scale）

ID   CFS

氏名 ＿＿＿＿＿＿＿＿ 様   記入日 ＿＿ 年 ＿ 月 ＿ 日 ＿ 時

この質問票ではだるさについておたずねします．各々の質問について，
現在のあなたの状態に最も当てはまる番号に，ひとつだけ○をつけて下さい．
あまり深く考えずに，第一印象でお答え下さい．

いま現在……	いいえ	すこし	まあまあ	かなり	とても
1 疲れやすいですか？	1	2	3	4	5
2 横になっていたいと感じますか？	1	2	3	4	5
3 ぐったりと感じますか？	1	2	3	4	5
4 不注意になったと感じますか？	1	2	3	4	5
5 活気はありますか？	1	2	3	4	5
6 身体がだるいと感じますか？	1	2	3	4	5
7 言い間違いが増えたように感じますか？	1	2	3	4	5
8 物事に興味をもてますか？	1	2	3	4	5
9 うんざりと感じますか？	1	2	3	4	5
10 忘れやすくなったと感じますか？	1	2	3	4	5
11 物事に集中することはできますか？	1	2	3	4	5
12 おっくうに感じますか？	1	2	3	4	5
13 考える早さは落ちたと感じますか？	1	2	3	4	5
14 がんばろうと思うことができますか？	1	2	3	4	5
15 身の置き所のないような だるさを感じますか？	1	2	3	4	5

各下位尺度ごとに，回答された得点を加算
- 身体的倦怠感＝（項目1＋項目2＋項目3＋項目6＋項目9＋項目12＋項目15）－7＝＿＿＿点
- 精神的倦怠感＝20－（項目5＋項目8＋項目11＋項目14）＝＿＿＿点
- 認知的倦怠感＝（項目4＋項目7＋項目10＋項目13）－4＝＿＿＿点

各下位尺度の得点を加算
- 総合的倦怠感＝＿＿＿点

(Okuyama T, et al：Development and validation of the Cancer Fatigue Scale：a brief, three-dimensional, self-rating scale for assessment of fatigue in cancer patients. J Pain Symptom Manage，19(1)：5-14，2000をもとに作成)

Point

- 栄養・水分管理，不安や疼痛の緩和，不眠の改善などのケアを行う．
- 運動療法，気分転換などを提案する．
- 患者日誌を活用し，患者とともに症状や持続時間の把握を行い，活動と休息をうまく取り入れる．
- 倦怠感の程度が大きい場合，減量や休薬になることを伝える．
- 症状が軽く，日常生活に支障がない場合，休息などのエネルギーによる温存と気分転換などで対応する[3]．
- 中等度以上の倦怠感に対しては，決定的な治療薬（対症薬）がなく，個々の患者の状態や原因を確認し適切な対症療法を導き出す必要がある．

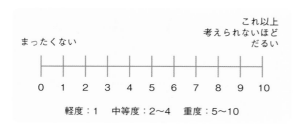

図1 ● NRS（Numerical Rating Scale）

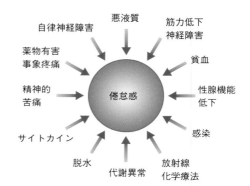

図2 ● がん患者における倦怠感に関与する要因

(小西敏郎編：はじめてでもやさしいがん化学療法看護　抗がん薬を扱う知識と副作用マネジメント．p.41，学研メディカル秀潤社，2014)
(Sriram Y, et al：Fatigue and Dyspnea-Cancer Management. Cancer Network，15，2013)

表2 ● 症状評価票（M.D.アンダーソンがんセンター版）日本語訳

Ⅰ．あなたの症状の強さはどのくらいですか

がん患者さんは，病気やその治療から生じる症状を経験することがあります．ここでは，この24時間に以下の症状がどのくらいの強さだったかをお聞きします．各項目について0（症状は全くなかった）から10（症状はこれ以上考えられないほど強かった（ひどかった））までの数字に1つだけ○をつけてください．

1 痛みが最も強かった時の程度は？	8 食欲不振が最も強かった時の程度は？
2 だるさ（つかれ）が最も強かった時の程度は？	9 眠気（うとうとした感じ）が最も強かった時の程度は？
3 吐き気が最も強かった時の程度は？	10 口の渇きが最も強かった時の程度は？
4 睡眠の障害が最もひどかった時の程度は？	11 悲しい気持ちが最も強かった時の程度は？
5 ストレスが最も強かった時の程度は？	12 嘔吐が最もひどかった時の程度は？
6 息切れが最も強かった時の程度は？	13 しびれやピリピリ痛む感じが最も強かった時の程度は？
7 もの忘れが最もひどかった時の程度は？	

Ⅱ．あなたの症状は，どのくらい生活の支障になりましたか？

症状はしばしば私たちの気持ちや活動の妨げになります．この24時間，あなたの症状は以下の項目についてどのくらい支障になりましたか？　各項目について0（支障なかった）から10（完全に支障になった）までの数字に1つだけ○をつけてください．

14 日常生活の全般的活動には？	17 対人関係には？
15 気持ち，情緒には？	18 歩くことには？
16 仕事（家事を含む）には？	19 生活を楽しむことには？

(Okuyama T, et al：Japanese version of the M.D. Anderson symptom inventory：A validation study. J Pain Symptom Manage，26(6)：1093-1104，2003)

表3 ● 疲労の重症度

有害事象	疲労
Grade1	休息により軽快する疲労
Grade2	休息によって軽快しない疲労；身の回り以外の日常生活動作の制限
Grade3	休息によって軽快しない疲労で，身の回りの日常生活動作の制限を要する
Grade4	－
Grade5	－
定義	日常生活の遂行に十分なエネルギーが明らかに不足し，全身的に弱くなった状態

（有害事象共通用語規準 v5.0 日本語訳JCOG 版（略称：CTCAE v5.0 - JCOG）より引用
JCOGホームページ　http://www.jcog.jp/）

表4 ● 倦怠感・疲労が出現しやすい抗がん薬の例

分類	一般名
アルキル化薬	シクロホスファミド，イホスファミド
白金製剤	シスプラチン，カルボプラチン，オキサリプラチン
代謝拮抗薬	フルオロウラシル，ゲムシタビン，シタラビン
抗がん性抗生物質	ドキソルビシン，ブレオマイシン
植物アルカロイド	ビンクリスチン，ビノレルビン，イリノテカン，エトポシド，パクリタキセル
免疫チェックポイント阻害薬	ニボルマブ，ペムブロリズマブ
ホルモン薬	エンザルタミド
分子標的薬	スニチニブ，トラスツズマブ

(Lop A，et al：Fatigue in cancer patients receiving chemotherapy：an analysis of published studies．Ann Oncol，15(5)：712-720，2004より一部改変)

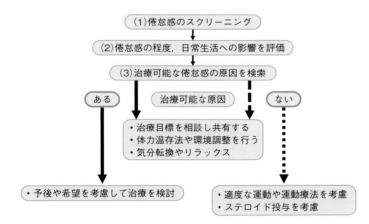

図3 ● 倦怠感対応のアルゴリズム

(日本緩和医療学会PEACEプロジェクト　旧指針選択モジュール「倦怠感」より
http://www.jspm-peace.jp/data/v3_a/M6c_201612.pdf)

引用・参考文献

1. NCCN：Related Fatigue，NCCN Practice Guidelines for Cancer．version 2，2020．
   https://www.nccn.org/patients/resources/life_with_cancer/fatigue.aspx (2021年3月30日検索)
2. Tavio M，et al：Cancer-related fatigue (review)．Int J Oncol，21(5)：1093-1099，2002．
3. Ahlberg K，et al：Assessment and management of cancer-related fatigue in adults．Lancet，362(9384)：640-650，2003．
4. Okuyama T，et al：Development and validation of the Cancer Fatigue Scale: a brief，three-dimensional，self-rating scale for assessment of fatigue in cancer patients．J Pain Symptom Manage，19(1)：5-14，2000．
5. 日本臨床腫瘍研究グループ：有害事象共通用語規準 v5.0日本語訳JCOG版．2019．
   http://www.jcog.jp/doctor/tool/CTCAEv5J_20210305_v24.0.pdf (2021年6月2日検索)
6. 小西敏郎編：はじめてでもやさしいがん化学療法看護　抗がん薬を扱う知識と副作用マネジメント．p.41，学研メディカル秀潤社，2014．
7. Lop A，et al：Fatigue in cancer patients receiving chemotherapy：an analysis of published studies．Ann Oncol，15(5)：712-720，2004．
8. 日本緩和医療学会PEACEプロジェクト　旧指針選択モジュール「倦怠感」
   http://www.jspm-peace.jp/data/v3_a/M6c_201612.pdf

第 **2** 章　抗がん薬の主な副作用

⑦ 過敏症とインフュージョンリアクション

Check

- 過敏症では，投与後すぐにあらわれる反応の他，投与後数日経過してから生じる遅延型アレルギー反応にも注意します．

- 予防のための前投薬が必須となる抗がん薬もあります．

- 過敏性反応の発症のリスクを考慮し，発症時に適切な対応がとれるように準備をしておきます．

　抗がん薬に限らず，すべての薬剤の投与の際には過敏性反応が生じることがあります．薬剤投与に伴う過敏性反応をまとめてインフュージョンリアクション（infusion reaction）と呼ぶこともありますが，ここでは一般的な免疫学的機序によるものを過敏症として，免疫学的機序によらない反応をインフュージョンリアクションと区別して解説します．

過敏症

　過敏症は，薬剤投与によりセロトニンやヒスタミンなどの化学伝達物質が放出され，血管の拡張や透過性亢進が起こることによって生じます．軽度のものでは皮膚の紅潮や瘙痒感などですが，重度になると循環動態や呼吸状態にも影響が及び，アナフィラキシーを起こします．めまいや痙攣などの中枢神経症状を呈することもあります．

過敏症を起こしやすい薬剤

　オキサリプラチン（エルプラット®）やカルボプラチン（パラプラチン®）などの白金製剤や，パクリタキセル（タキソール®）やドセタキセル（ワンタキソテール®）などのタキサン系薬剤がよく知られています．また，パクリタキセルの溶媒であるアルコールやポリオキシエチレンヒマシ油（クレモフォールEL）による過敏症など，薬剤そのものではなく添加物による過敏症にも注意が必要です．
　過敏症を生じる時期は薬剤によって異なります．多くは，投与後，数分から数時間以内に生じますが，数日経過してから生じる遅延型アレルギー反応にも注意が必要です．

- 白金製剤
  （オキサリプラチン〔エルプラット®〕，カルボプラチン〔パラプラチン®〕など）
  - 投与を重ねるほど生じやすくなる[1]
- タキサン系薬剤
  （パクリタキセル〔タキソール®〕，ドセタキセル〔ワンタキソテール®〕など）
  - 1〜2コース目で生じやすい．

過敏症の予防と患者への対応

　予防のためには，ステロイド薬，抗ヒスタミン薬などの前投薬が行われます．とくにパクリタキセルは過敏症の頻度が高いため，これらの予防的な投与が必須となります．

　過敏症が生じた際には，速やかに薬剤の投与を中止し，重症度の評価を行います．

- 重症の場合
  - 末梢静脈ルートに残った薬剤が投与されないように，患者に最も近い部位からルート交換を行う．
- 循環や呼吸状態に異常がみられた場合
  - ステロイド薬，抗ヒスタミン薬，昇圧薬などの薬剤や酸素投与を実施する．
  - 必要に応じて心肺蘇生法（CPR）に準じた蘇生行為を行う．

略語
CPR
心肺蘇生法：cardiopulmonary resuscitation

インフュージョンリアクション

　分子標的薬のリツキシマブ（リツキサン®）やトラスツズマブ（ハーセプチン®）などのモノクローナル抗体投与後の急性期（投与中や投与後24時間以内）にも過敏性反応を生じ得ますが，これらはアレルギー反応によるものではなく，サイトカインを介した機序によると考えられており，インフュージョンリアクションと呼ばれています．急性輸注反応などと訳されますが，インフュージョンリアクションと呼ぶほうが一般的です．

インフュージョンリアクションを起こしやすい薬剤

　モノクローナル抗体の他に，免疫チェックポイント阻害薬などでも生じることがあります．一般にニボルマブなどのヒト型抗体（ヒトの遺伝子から作られた100％ヒトの抗体）では，リツキシマブなどのキメラ抗体やトラスツズマブなどのヒト化抗体（いずれもマウスの抗体が残存）に比べて，頻度が低いことが知られています．

　2019年に承認されたキメラ抗原受容体改変T（CAR-T）細胞療法[*1]のチサゲンレクルユーセル（キムリア®）は，発現頻度が高いとされています．

　インフュージョンリアクションは，ほとんどが初回投与後24時間以内に生じ

用語解説
＊1 キメラ抗原受容体改変T（CAR-T）細胞療法
患者から採取したTリンパ球に遺伝子改変を行い，がん細胞表面の抗原を特異的に認識するキメラ抗原受容体（CAR：chimeric antigen receptor）を発現させて，患者の体内に投与する治療法で，がん免疫療法の1つ．日本では，ヒト体細胞加工製品としてチサゲンレクルユーセル（キムリア®）が承認されている．

第2章　抗がん薬の主な副作用

ます．ただし，24時間以降や2回目投与以降に生じることもあるため，注意します．

Point

● 分子標的薬（モノクローナル抗体）
　・リツキシマブ（リツキサン®），トラスツズマブ（ハーセプチン®）など．
● 免疫チェックポイント阻害薬
　・ニボルマブ（オプジーボ®），ペムブロリズマブ（キイトルーダ®）など．
● キメラ抗原受容体改変T（CAR-T）細胞療法
　チサゲンレクルユーセル（キムリア®）

インフュージョンリアクションの予防と患者への対応

　症状は過敏症と類似しており，皮疹，めまい，頭痛，発熱，悪寒，咳などで，重篤なものでは気管支攣縮，低血圧などのアナフィラキシー様症状を呈することもあります[2]（**図1**）．そのため，抗がん薬の種類によって，投与方法に注意します．

Point

● リツキシマブ
　・抗ヒスタミン薬，解熱鎮痛薬，ステロイドなどの前投薬による予防が必須である．
　・初回投与は50mg/h程度の緩徐な速度から開始し，1時間ごとに速度を上げていく投与法が一般的．
● トラスツズマブ
　・前投薬による発症予防の効果は報告されていない[3]．

症状があらわれた場合

　皮疹，めまい，頭痛，発熱，悪寒，咳，気管支攣縮，低血圧などのアナフィラキシー様症状が生じた場合には速やかに薬剤の投与を中止し，必要があれば，症状に応じて，ステロイドやカテコールアミンなどの薬剤の投与を行います．

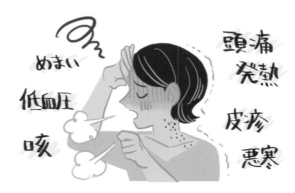

図1 ● インフュージョンリアクションの症状

おわりに

　過敏症，インフュージョンリアクションとも，発症を完全に予測したり，完全に防いだりすることは困難です．そのため，薬剤投与時には常に過敏性反応の発症のリスクを考慮し，症状が生じた際に適切な対応がとれるように準備をしておくことが重要です．

第2章　抗がん薬の主な副作用

引用・参考文献

1. Markman M，et al：Clinical features of hypersensitivity reactions to carboplatin．J Clin Oncol，17(4)：1141-1145，1999．
2. Chung CH：Managing premedications and the risk for reactions to infusional monoclonal antibody therapy．Oncologist，13(6)：725-732，2008．
3. 小林隆之：抗体医薬—infusion reactionの管理．医学のあゆみ，222(13)：1048-1051，2007．

⑧ 腎・膀胱障害

Check
- 腎障害や膀胱障害(出血性膀胱炎)は，シクロホスファミド，イホスファミドの投与時に起こりやすい副作用です．
- 化学療法による腎障害には，抗がん薬そのものによる傷害と，腫瘍崩壊症候群による二次性傷害作用があります．
- 腎障害では，腎機能の低下が用量規定因子となることが多く予防が重要です．

腎障害

がん患者の中には，慢性腎臓病(CKD)を合併している患者が少なくありません[1]．さらに，化学療法によって腎障害をきたすことがあります．化学療法による腎障害には，抗がん薬そのものによる傷害と，腫瘍崩壊症候群(TLS)による二次性傷害作用があります．

略語

CKD
慢性腎臓病：chronic kidney disease

TLS
腫瘍崩壊症候群：tumor lysis syndrome

腎障害を起こしやすい薬剤

抗がん薬やその代謝産物による腎障害は，多くの場合，薬物の投与量に依存し，慢性的に進行します．シスプラチン(ランダ®)やイホスファミド(イホマイド®)などが腎障害の頻度が高い抗がん薬です．

非ステロイド性抗炎症薬や抗菌薬，造影剤などとの併用で腎障害の頻度が上がるといわれています．メソトレキサートの大量投与時や免疫チェックポイント阻害薬でも腎障害が起こります．

腎障害の予防と患者への対応

抗がん薬による腎障害

抗がん薬の種類によって，予防法や対応法などは異なります．

シスプラチン

シスプラチンの腎障害は尿細管傷害によると考えられており，不可逆性で用量依存的に慢性に移行します．腎機能の低下が用量規定因子となることが多く，予防が重要です．

予防として，ショートハイドレーション（飲水励行により輸液量を少なくし，マグネシウム製剤を投与する方法）の安全性・有効性が検証され，一般的になってきています[2]．

- 従来は，腎障害の予防のためには尿量の確保が重要であり，3,000〜5,000mL/dayの大量輸液と尿量・体重の観察に基づいた利尿薬投与が行われていたが[3]，近年は，外来化学療法の推進や，大量補液の必要性に対する疑念から，ショートハイドレーションが行われるようになっている．

イホスファミド

イホスファミドは後述の出血性膀胱炎の他に，大量投与の場合には急性尿細管傷害を起こすことがあり，また，イホスファミドによる腎障害は可逆性ですが，時に致死的となります．

予防のためには大量輸液を行います．

メソトレキサート

メソトレキサートの大量投与時には，メソトレキサートの沈殿により尿細管が閉塞し腎障害を起こします．

予防として，大量輸液による尿量の確保と，重曹やアセタゾラミド（ダイアモックス®）により利尿・尿のアルカリ化を行います．

ホリナートカルシウム（ロイコボリン®）により中和することで副作用を予防できます．

免疫チェックポイント阻害薬による腎障害

ニボルマブ（オプジーボ®）やイピリムマブ（ヤーボイ®）などの免疫チェックポイント阻害薬による有害事象として，さまざまな臓器障害・ホルモン分泌異常などが種々の程度で起こります．腎障害もその1つです．

投与開始後数週から数か月と幅広い時期に生じます．

自己免疫による機序が想定されており，ステロイドや他の免疫抑制薬による治療が行われます．

腫瘍崩壊症候群による腎障害

腫瘍崩壊症候群（TLS）は，白血病や悪性リンパ腫などの造血器悪性腫瘍で多くみられる合併症です．腫瘍量が多いときに治療を行った際，腫瘍細胞が崩壊することで腫瘍細胞中のカリウム，リン，核酸などが大量に血液中に放出さ

れることで生じます．核酸は代謝されて尿酸となり，高尿酸血症を生じます．尿細管に尿酸の結晶が沈着することで尿細管閉塞による腎不全の原因となります．

高尿酸血症の予防・治療

大量輸液，利尿薬やアロプリノール（ザイロリック®など），ラスブリカーゼ（ラスリテック®）の投与などを行います．また，腎不全に至った場合は人工透析が行われることもあります[4]．

- ラスブリカーゼは尿酸を酸化し，水溶性のアラントイン（化合物の1種）にすることで尿酸値を低下させる薬剤で，腫瘍崩壊症候群の予防，治療に用いられている．

膀胱障害（出血性膀胱炎）のメカニズム・対応など

シクロホスファミド（エンドキサン®），イホスファミド（イホマイド®）の投与時に，出血を伴う膀胱炎症状がみられることがあり，出血性膀胱炎とよびます．これらの薬剤が肝臓で代謝されてできるアクロレイン（アルデヒドの一種で強い毒性がある）が腎臓から尿中に排泄され，直接尿路上皮細胞を傷害することで出血を起こします．

- イホスファミド
  - シクロホスファミドより高頻度に出血性膀胱炎をきたすが，別の代謝産物であるクロロアセトアルデヒドも尿路上皮細胞を傷害するためと考えられている[5]．
- シクロホスファミド
  - シクロホスファミドの点滴静注では投与翌日から数日以内に，経口投与では20〜30か月で発症することが多い．

症状（図1）

肉眼的血尿や排尿痛，残尿感，頻尿・尿意切迫感などの膀胱刺激症状が見られます．重症例では膀胱内の凝血塊で尿閉となり膀胱タンポナーデを起こすこともあります．

予防

大量輸液・飲水で尿量を確保します．アクロレインの中和剤であるメスナ（ウロミテキサン®）を投与する方法が有効です．

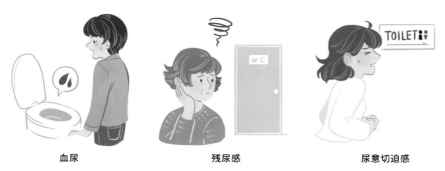

血尿　　　　　　　　　　　残尿感　　　　　　　　　　尿意切迫感

図1 ● 膀胱障害の症状

引用・参考文献

1.　中村裕也ほか：癌患者における貧血と慢性腎臓病の研究．日腎会誌，53(1)：38-45，2011.
2.　日本肺癌学会：シスプラチン投与におけるショートハイドレーション法の手引き．2015.
　　https://www.haigan.gr.jp/uploads/files/photos/1022.pdf（2020年12月6日検索）
3.　吉田清一監（宮永直人ほか）：腎障害とその対策．がん化学療法の有害反応対策ハンドブック（第4版），p.193-202，先端医学社，2004.
4.　厚生労働省：重篤副作用疾患別対応マニュアルー腫瘍崩壊症候群（平成23年3月［令和3年4月改訂］）．2018.
　　https://www.mhlw.go.jp/topics/2006/11/dl/tp1122-1e41.pdf（2020年12月6日検索）
5.　厚生労働省：重篤副作用疾患別対応マニュアルー出血性膀胱炎（平成23年3月［令和3年4月改訂］）．2021.
　　https://www.mhlw.go.jp/topics/2006/11/dl/tp1122-1n05-r03.pdf（2021年4月13日検索）

第2章　抗がん薬の主な副作用

9 肝障害(肝毒性)

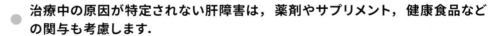

- 治療中の原因が特定されない肝障害は，薬剤やサプリメント，健康食品などの関与も考慮します.

- 肝障害の出現をできるだけ早く発見できるように，治療前後の検査データを把握し，徴候の有無を確認します.

- 肝障害時のケアでは活動と休息の援助，清潔・排泄・食事の援助，心理的支援が重要です.

薬物代謝の多くは肝臓で行われます[1].　そのため，がん薬物療法では抗がん薬のほぼすべてが肝障害を起こす危険性があること，治療中の原因が特定されない肝障害は薬剤性も疑うという観点が大切です.

肝障害の発症時期

薬剤性肝障害の多くは，重症化するまで無症状で発症時期は数日から数週間です．ただし，過敏性障害の場合は投与直後より起こることがあります．急速に重症化することもあり，定期的な経過観察が必要です.

肝障害を起こしやすい薬剤

肝障害を起こしやすいのは，主に肝臓で代謝を受ける抗がん薬です(表1).

表1 ● 肝臓で代謝を受ける主な抗がん薬

フッ化ピリミジン系抗がん薬	代表例	テガフール・ギメラシル・オテラシルカリウム(ティーエスワン®)，カペシタビン(ゼローダ®)
タキサン系抗がん薬	代表例	パクリタキセル(タキソール®，アブラキサン®)，ドセタキセル(タキソテール®)
アントラサイクリン系抗がん薬	代表例	ドキソルビシン(アドリアシン®)
トポイソメラーゼ阻害薬	代表例	イリノテカン(カンプト®)，エトポシド(ベプシド®)
分子標的薬(チロシンキナーゼ阻害薬)	代表例	ゲフィチニブ(イレッサ®)，エルロチニブ(タルセバ®)
免疫チェックポイント阻害薬	代表例	ニボルマブ(オプジーボ®)，ペムブロリズマブ(キイトルーダ®)，イピリムマブ(ヤーボイ®)

Clinical Nursing Skills | Cancer Chemotherapy Nursing

薬剤性肝機能障害の分類

薬剤性肝機能障害は，肝細胞障害型と胆汁うっ滞型または混合型に分類されます（表2）．発生機序により「中毒性」と「特異体質性」に分類されます．特異体質によるものは，さらにアレルギー機序によるものと，産生された肝毒性の高い代謝物によるものに大別されます．

アレルギー性の診断は発熱，発疹，皮膚瘙痒感，好酸球増多などのアレルギーに関する所見が得られれば，診断の確実性が向上しますが，代謝性の特異体質によるものは診断しにくく，あくまで除外診断を含む推察に基づいた診断しかできません[2]．

表2 ● 薬剤性肝機能障害

①肝細胞障害型
（肝細胞壊死・脂肪肝型）
②胆汁うっ滞型
（胆汁輸送障害・黄疸）
③上記①②の混合型

がん患者に起こりえる他の肝障害の原因

化学療法中に認める肝機能異常（肝障害）には，抗がん薬による肝障害以外にも多くの原因が考えられます．定期的な血液検査のみならず画像検査などで，総合的に判断します．

- 原疾患の増悪（とくに肝転移）
- 肝炎ウイルスや肝炎を引き起こすウイルス感染
- 非アルコール性脂肪肝炎
- 薬剤性 など

肝機能の評価・診断と治療

他の要因や他の薬剤による肝障害などの原因検索が重要です．

Point

- 問診で倦怠感，食欲不振，褐色尿，黄疸，瘙痒感，皮疹，発熱などの有無を確認する．
- 常に薬剤性の可能性を念頭におく．
- 発症機序によっては1回の内服，もしくは長期内服薬剤でも発症するため投与期間では原因薬剤の特定は難しい．ただし，開始から2か月以内に肝障害が起こる頻度は高い．
- 無症状のことも多く，定期的な血液検査は必須である．
- 血液検査により，Child-Pugh分類（表3）や有害事象共通用語規準（CTCAE）（表4）で，肝障害の重症度，肝障害のパターンを判断する．
- 治療は使用薬物の中止が基本となり，中止により多くは改善する．
- 重症化・劇症化した場合にはステロイドパルス療法や血漿交換，血液濾過透析などの血液浄化を行い，集中治療管理を行う．

表3 ● 肝障害の重症度　Child-Pugh分類

項目／ポイント	1点	2点	3点
脳症	ない	軽度	ときどき昏睡
腹水	ない	少量	中等量
血清ビリルビン値（mg/dL）	2.0未満	2.0〜3.0	3.0超え
血清アルブミン値（g/dL）	3.5超え	2.8〜3.5	2.8未満
プロトロンビン活性値（%）	70超え	40〜70	40未満

各項目のポイントを加算しその合計点で分類する（A：5〜6点，　B：7〜9点，　C：10〜15点）
（日本肝癌研究会編：臨床・病理 原発性肝癌取扱い規約（第6版 補訂版）．p.15，金原出版，2019より転載）

表4 ● 肝障害の重症度

有害事象	肝不全
Grade1	－
Grade2	－
Grade3	羽ばたき振戦；軽度の脳症；薬物性肝障害；身の回りの日常生活動作の制限
Grade4	生命を脅かす；中等度から高度の脳症；昏睡
Grade5	死亡
定義	肝臓における体内物質の代謝不全．血液検査でアンモニア，　ビリルビン，LDH，ALP，AST，ALT，プロトロンビン時間（INR）が異常値を示す．Hy's Lawに該当する薬物性肝障害

（有害事象共通用語規準 v5.0 日本語訳JCOG版（略称：CTCAE v5.0 - JCOG）より引用
JCOGホームページ　http://www.jcog.jp/）

予防と患者への対応

　治療前後の検査データを把握し，肝障害の徴候をできるだけ早期に発見し，重篤化を予防できるように努めます．抗がん薬が原因の場合，休薬することになるため，処方内容の変更を把握しておく必要があります．

　がん患者では，抗がん薬やほかの保険収載薬以外にも，市販薬や健康食品によって薬剤性肝障害が起こるリスクがあることに注意します．

Point

- 問診では，市販のサプリメントの摂取や行っている民間療法などについても確認する．
- 肝障害時は活動と休息の援助，清潔・排泄・食事の援助，心理的支援を行う．
  - 患者の活動量が増えないように，安静保持を患者の家族も含めて説明する．
  - 栄養バランスのよい食事を摂取するように指導する．

引用・参考文献

1. 滝川　一：肝薬物代謝と臨床との係わり．肝臓，42(6)：277-308，2001．
2. 滝川　一：薬物性肝障害の診断と治療．日内会誌，104(5)：991-997，2015．
3. 日本肝癌研究会編：臨床・病理 原発性肝癌取扱い規約第6版 補訂版．p.15，金原出版，2019．
4. 日本臨床腫瘍研究グループ：有害事象共通用語規準 v5.0日本語訳JCOG版．2019．
   http://www.jcog.jp/doctor/tool/CTCAEv5J_20190905_v22_1.pdf（2021年2月26日検索）
5. 坂木　理ほか：薬物性肝障害．昭和学士会誌，75(4)：399-406，2015．
6. 滝川　一ほか：DDW-J 2004ワークショップ薬物性肝障害診断基準の提案．肝臓，46(2)：85-90，2005．

薬剤性肺障害

- 抗がん薬や抗リウマチ薬などによる発症頻度が高く，近年，分子標的薬などの新規薬剤の開発に伴い増加傾向にあります．

- びまん性肺胞傷害の病態を呈する間質性肺炎（DAD）は致死的となりうるため，迅速な診断と的確な治療が重要です．

- 発症を疑ったらただちに原因薬剤を中止し，重症度に応じたステロイド治療を行いますが，ステロイドに対する反応性が不良な病態（DADなど）には免疫抑制薬を併用することがあります．

薬剤性肺障害のメカニズム

原因薬剤（被疑薬）

医師の処方薬にとどまらず，市販薬，栄養食品，サプリメント，麻薬，覚せい剤などあらゆる薬剤がその副作用として肺障害を引き起こす可能性がありますが，とくに発症頻度が高いのは抗がん薬（分子標的薬，細胞障害性抗がん薬，免疫チェックポイント阻害薬），抗リウマチ薬，抗不整脈薬，免疫抑制薬，漢方薬，抗菌薬，インターフェロンなどの薬剤です．**表1**に抗がん薬による肺障害の発症頻度を示します．

発症機序

発症機序は明確ではありませんが，①薬剤による直接的な細胞障害性作用，②薬剤に対するアレルギー反応，という2つの機序が考えられています．投与数分後に発症するものから数年を経過して発症するものまで多様ですが，一般に数週間から数か月以内に発症します．

危険因子

危険因子として，60歳以上，全身状態不良（PS 2以上），既存の肺病変（とくに正常肺の面積が少ない症例），高濃度の酸素療法，肺への放射線照射，抗がん薬の多剤併用療法，腎機能低下，喫煙歴などがあげられています．

表1 ● わが国における抗がん薬による肺障害の発生頻度

分類	薬剤（商品名）	頻度（%）
分子標的薬	ゲフィチニブ（イレッサ）	3.98
	エルロチニブ（タルセバ）	4.52
	アファチニブ（ジオトリフ）	4.4
	オシメルチニブ（タグリッソ）	5.8
	クリゾチニブ（ザーコリ）	5.9
	アレクチニブ（アレセンサ）	3.84
	エベロリムス（アフィニトール）	28.3
	テムシロリムス（トーリセル）	17.1
細胞障害性抗がん薬	パクリタキセル（タキソール）	0.54
	ドセタキセル（タキソテール）	0.6
	アムルビシン（カルセド）	2.2
	ゲムシタビン（ジェムザール）	1.0
	ペメトレキセド（アリムタ）	3.6
	ビノレルビン（ナベルビン）	2.5
	ペプロマイシン（ペプレオ）	6.9
	ブレオマイシン（ブレオ）	10.2
	シスプラチン（ランダ）	0.1未満
	カルボプラチン（パラプラチン）	0.1
	S-1（ティーエスワン）	0.3
免疫チェックポイント阻害薬	ニボルマブ（オプジーボ）	5.8
	ペムブロリズマブ（キイトルーダ）	5.6
	イピリムマブ（ヤーボイ）	3.7
	アテゾリズマブ（テセントリク）	8.9
	デュルバルマブ（イミフィンジ）	13.9

データは添付文書，インタビューフォーム使用成績書，特定使用成績書，全例調査などによる．

（厚生労働省：重篤副作用疾患別対応マニュアル—間質性肺炎（肺臓炎，胞隔炎，肺線維症）（平成18年11月[令和元年9月改訂]）を参考に作成）

臨床病型

　間質性肺炎，肺水腫，血管病変，気道病変，胸膜病変，血管病変などの臨床病型がありますが，間質性肺炎を引き起こす薬剤がもっとも多いといわれています．間質性肺炎のうち，びまん性肺胞傷害（DAD）の病態を呈するパターンは予後不良で致死的となることもあるため，迅速な診断と的確な治療が重要です．

薬剤性肺障害の評価

診断

　臨床症状，服薬歴・既往歴の聴取，身体診察，血液検査，画像検査などから総合

略語

DAD
びまん性肺胞傷害：
diffuse alveolar
damage

的に診断します（**表2**）．「薬剤性肺障害の診断・治療の手引き 第2版 2018」（日本呼吸器学会）による薬剤性肺障害の診断のためのフローチャートを**図1**に示します．

表2 ● 診断のポイント

症状	発熱，乾性咳嗽，息切れ，呼吸困難，喘鳴，血痰，倦怠感など
服薬歴・既往歴の聴取	原因となる薬剤の服用歴，危険因子の有無など
身体診察	バイタルサイン（呼吸数，心拍数，血圧，体温，動脈血酸素飽和度）の測定，薬疹を疑わせる皮疹の有無の確認，聴診によるラ音（捻髪音）の有無の確認など
血液検査	ⅰ）間質性肺炎のマーカー（KL-6，SP-A，SP-D）の測定 ⅱ）炎症反応をみるC反応性タンパク（CRP）や乳酸脱水素酵素（LDH）の測定 ⅲ）薬剤リンパ球刺激試験（DLST：原因薬剤の特定．ただし，偽陽性・偽陰性がある）など
画像検査	ⅰ）単純胸部X線検査：微細な初期病変の描出は困難 ⅱ）胸部CT検査（とくに高分解能CT[HRCT]）：両側性の広範なびまん性陰影（初期：すりガラス様陰影，進行期：浸潤性陰影）ただし，画像検査のみでは感染症や肺水腫との鑑別は困難
気管支肺胞洗浄（BAL）	感染症との鑑別，治療薬への反応性，予後の予測に有用

治療

呼吸器症状や検査結果から薬剤性肺障害が疑われたら，ただちに原因薬剤（被疑薬）の投与を中止します．治療の継続が必要なため投与を中止できない場合は，薬剤性肺障害の頻度がより低い他の薬剤への変更を検討します．重症度に応じて以下のような治療を行います．

- 軽症（PaO_2 80Torr以上）：被疑薬を中止後，経過を観察します．
- 中等症（PaO_2 60以上80未満）：プレドニゾロン0.5 〜 1.0mg/kg/日を初期用量として2 〜 4週間投与後，徐々に減らしていきます．
- 重症：メチルプレドニゾロン500 〜 1,000mg/日を3日間点滴投与後（ステロイド大量点滴静注療法[パルス療法]），プレドニゾロン0.5 〜 1.0mg/kg/日の投与を開始し，徐々に減らしていきます．

ステロイド減量に伴い症状が増悪した場合，重大な副作用が発現した場合または副作用が発現するリスクが高い場合には免疫抑制薬（シクロホスファミド，アザチオプリン，シクロスポリン，インフリキシマブ）を使用することがあります．

また，ステロイドに対する治療反応性に乏しく致死的となることもまれではないびまん性肺胞傷害の病態を呈する間質性肺炎に対しては，上記の免疫抑制薬を併用することがあります．

分子標的薬や免疫チェックポイント阻害薬などの近年の薬物治療のめざましい進歩は多くの患者に恩恵をもたらしていますが，一方でこれらの新規薬剤による肺障害の発症頻度は増加傾向にあり，投与に際しては十分に注意する必要があります．

第2章 抗がん薬の主な副作用

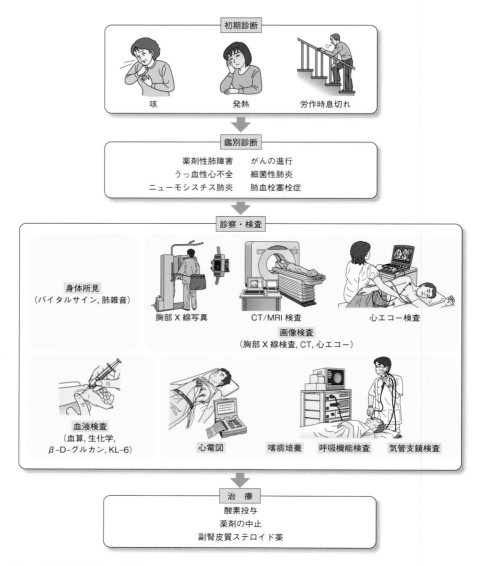

図1 ● 薬剤性肺障害の診断のためのフローチャート

（日本呼吸器学会編：薬剤性肺障害の診断・治療の手引き2018（第2版）．p.15，日本呼吸器学会，2018を参考に作成）

対応のポイント

　治療を開始する前に，投与される薬について，患者用に作成したパンフレットやカードを使って十分に説明するとともに，階段や坂道をのぼることや軽い労作によって息切れが生じ苦しくなる，喀痰・咳嗽，発熱などの呼吸器症状が現れたときはただちに受診するよう注意喚起を行います．

引用・参考文献

1.　厚生労働省：重篤副作用疾患別対応マニュアル―間質性肺炎（肺臓炎，胞郭炎，肺線維症）（平成18年11月［令和元年9月改訂］）．
2.　日本呼吸器学会編：薬剤性肺障害の診断・治療の手引き2018（第2版）．p.15，日本呼吸器学会，2018．

心・循環器障害

- 抗がん薬による心・循環器障害は，抗がん薬によるものと，支持療法やこれまでの治療歴により発症リスクが高まる場合があります．

- 近年，がん患者の血栓症は重大な問題となっているため，がんと血栓に関連した疾患に対する理解も重要です．

- リスクが指摘されていなくても，血圧や検査値の異常にも目を配り，事前に詳細なリスクを評価する姿勢が重要です．

はじめに

　抗がん薬による心・循環器障害は，頻度が低い副作用ですが発症すると致死的になる恐れがあり，十分な知識をもって日々のケアに当たる必要があります．がんは今やわが国における死因のトップとなっていますが，後期高齢者においては循環器疾患による死亡が多いです．社会の高齢化に伴い，がんと循環器疾患の関連は益々結びつきを強めています．

　抗がん薬そのものに心毒性がある場合と，支持療法で循環器疾患の発症リスクが高まる場合があり，さらに患者の既往歴やこれまでの治療歴が発症リスクに大きく関与します．また近年，がん患者の血栓症は重大な問題となってきています．深部静脈血栓症や肺塞栓症のみならず，トルソー症候群，播種性血管内凝固症候群（DIC）など，がんと血栓に関連した疾患に対する理解も重要です．

略語
DIC
播種性血管内凝固症候群：disseminated intravascular coagulation

薬剤と心・循環器障害（表1）

従来の抗がん薬によるもの

アントラサイクリン系薬

　ドキソルビシンを始めとしたアントラサイクリン系の薬剤は心毒性のある代表的な薬剤で，蓄積性毒性と不可逆的変化が知られています．積算投与量の限度の目安があります．アントラサイクリン系薬は，血液腫瘍や乳がんにおけるキードラッグのひとつです．

表1 ● 抗がん薬と心・循環器障害の関連

抗がん薬	心不全 発生率	心筋梗塞 発生率	高血圧 発生率	血栓症 発生率	QT延長症候群 発生率
アントラサイクリン系					
ドキソルビシン	3-26%				
エピルビシン	0.9-3.3%				
イダルビシン	5-18%				
フッ化ピリミジン					
カペシタビン		3-9%			
フルオロウラシル		1-68%			
アルキル化薬					
シクロフォスファミド	7-28%				
イホスファミド	17%				
微小管阻害薬					
ドセタキセル	2.3-8.0%				
パクリタキセル		＜1.5%			
モノクロナール抗体医薬					
トラスツズマブ	2-28%				
ベバシズマブ	1.0-10.9%	0.6-8.5%	4-35%	6.0-15.1%	
低分子チロシンキナーゼ阻害薬					
ソラフェニブ	1.9-11.0%		7-43%		
スニチニブ	1-27%		5-24%	3%	
パゾパニブ	0.6-11.0%		42%	5%	
ラパチニブ	0.9-4.9%				
レゴラフェニブ			30-59%		10-16%
プロテアソーム阻害薬					
ボルテゾミブ	2-5%		6%		
BRAF阻害薬					
ベムラフェニブ					3%

＊空欄の薬剤も論文中には記載がなかったが，報告があるものも含まれる

(Hui-Ming Chang，et al：Cardiovascular Complications of Cancer Therapy：Best Practices in Diagnosis，Prevention，and Management：Part 1，Part 2．J Am Coll Cardiol，70(20)：2536-2551，2552-2565，2017から抜粋して引用)

その他の薬剤

　消化器系がんや肺がんなどの固形腫瘍全般で汎用される，フッ化ピリミジン系薬剤（5-FU，カペシタビン，ティーエスワン®），アルキル化薬，微小管阻害薬など，多くの抗がん薬は心・血管を障害します．特に既往歴やハイリスク因子を有する患者では注意を要します．

分子標的薬によるもの

トラスツズマブ

　乳がんや胃がんで用いられるトラスツズマブは，がん細胞表面に発現する増

殖シグナルの入り口となる分子であるヒト上皮成長因子受容体2（HER2）に対する抗体医薬です．

- HER2は心筋細胞表面にも発現し，心筋保護に関与しているためトラスツズマブ投与により，心収縮能低下をきたすことがあるが，抗HER2薬全般で共通するわけではなく，詳細なメカニズムは不明である．

略語

HER
ヒト上皮性成長因子受容体：Human Epidermal Growth Factor Receptor

VEGF
血管内皮細胞増殖因子：vascular endothelial growth factor

血管新生阻害作用を有する分子標的薬

血管内皮細胞増殖因子（VEGF）などを標的とした薬剤で，ベバシズマブなどの抗体医薬と，低分子チロシンキナーゼ阻害薬（ソラフェニブ，スニチニブなど）があります．

- 低分子チロシンキナーゼ阻害薬は，多くの標的を同時に阻害するマルチキナーゼ阻害薬の中で血管新生阻害作用も有する経口の薬剤である．
- 副作用には高血圧やタンパク尿，重篤なものだと心不全などがある．

プロテアソーム阻害薬

ボルテゾミブ（ベルケイド®）などのプロテアソーム阻害薬による心筋障害も低頻度ながら報告されています．ボルテゾミブの投与を受ける骨髄腫の患者には高齢者が多く，治療前の心機能評価が特に重要です．

免疫療法（免疫チェックポイント阻害薬）

免疫チェックポイント阻害薬による副作用（irAE）の心筋炎も近年注目されています．今後，免疫療法を受けるがん患者はますます増えることが予想されるため，頻度は極めて低い副作用ですが，母数の増加と結果の重篤さから決して無視できません．

略語
irAE
免疫関連有害事象：immune-related adverse events

- 他のirAE同様，活性化したリンパ球が心筋細胞を傷害することが原因と考えられている．

治療や支持療法による心合併症

治療によるリスク

前述のようにトラスツズマブそのものに心毒性がありますが，胃がん患者での心毒性の報告はほとんどありません．一方，乳がんの患者ではより頻度が高く認められています．これには，前治療歴にアントラサイクリン系抗がん薬の治療歴や胸部への放射線照射歴を有する場合が多いことが理由として考えられます．このように，薬物そのもののリスクのみならず，治療薬の組み合わせや前治療歴も，心毒性を含めたリスク評価には重要です．

第**2**章　抗がん薬の主な副作用

　また，支持療法に伴う心負荷がリスクとなることもあります．シスプラチンは腎毒性に注意を要する抗がん薬で，腎障害発生のリスク低減のためにハイドレーションの補液が追加して行われます．この輸液負荷が，心不全の誘因となることもあります．あらかじめ，心不全のリスクがある患者では，通常より厳密なインアウトバランスのチェックや利尿薬の併用，同じプラチナ系薬剤でハイドレーションが不要なオキサリプラチンへの変更などが必要です．

静脈血栓症

　担がん状態とは，血栓形成や出血傾向という循環不全の原因となります．さらに，血管新生阻害作用を有する分子標的薬には，静脈/動脈の血栓形成を促す作用があります．

　また，担がん患者では，定期的な造影CTを受ける機会が多く，無症候性の肺塞栓症や下肢深部静脈血栓症が偶発的に見つかることもあります．抗がん薬投与ルートとして，中心静脈ポートを造設し，長期の血管内カテーテル留置状態が続くこともあり，カテーテル周囲に血栓が形成されることもあります．がん治療中に何らかの抗血栓療法を行う機会は多いです．

　この他に，がんが高度に進行した状態で起こる血栓症として，DICやトルソー症候群といわれる多発脳梗塞があります．前者では多臓器不全を引き起こし，急速な転帰を辿ることも多いです．後者では突然の神経症状がみられます．いずれも治療は難しい病態です．

心・循環器障害の評価と治療の重要性

　心毒性は致死的で最も危険な副作用で，そもそも心毒性に強い懸念のある薬剤は治療薬として登場する前に淘汰されます．そのため，抗がん薬による心・循環器障害は，高頻度で見られるわけでもなく，単独での影響力は少ないですが，投与の継続や患者の背景要因など，複数の要因が組み合わさって引き起こされることが一般的です．心・循環器障害のリスクとなりうる患者情報をしっかり把握しましょう．

- 患者の年代：
  60歳未満，60〜70代前半のがん後発年齢，75歳あるいは80歳以上の後期高齢者　など
- 背景疾患
- 心・循環器系疾患の既往歴や治療歴の有無：
  狭心症，心筋梗塞，心不全，不整脈　など
- 生活習慣病の既往，治療歴および現在のコントロール状況：
  高血圧，糖尿病，脂質異常症　など

● 投与中の異変は治療薬そのものが原因や誘因になっているのか，背景疾患による症状なのかにより対応は異なる．
● 生活習慣病は無症状であることも多く，無治療や治療途中で放置されているケースがあるため，既往歴に指摘されていなくても，血圧や検査値の異常にも目を配り，事前に詳細なリスクを評価する姿勢が重要である．

　高齢化社会，がん治療の多様化・複雑化，cancer survivorshipなどの課題の中で，がん専門医と循環器専門医の連携（Onco-cardiology/Cardio-oncology）の重要性も叫ばれていることもホットな話題として知っておきましょう．

12 下痢・便秘

Check

- 下痢・便秘は患者の生活の質を著しく低下させるだけではなく，生命を脅かすこともあります．

- 下痢では病態や原因薬剤によって対応が異なるため，その原因を確認します．

- 便秘では，患者指導とともに積極的に下剤を使用し，食事摂取や日常生活動作がさらに低下しないように努めます．

下痢のメカニズム

腸の粘膜細胞は，口腔粘膜と同様に抗がん薬や放射線によって障害を受けやすくなります．下痢は患者の生活の質を著しく低下させるばかりではなく，脱水や電解質異常を引き起こし，粘膜障害による感染症のリスクも高まります．

抗がん薬の副作用としての下痢は，コリン作動性作用によって生じる早発性の下痢と，消化管粘膜障害による遅発性の下痢の2種類に分けられます．

Point ● 自己免疫を活性化させる免疫チェックポイント阻害薬による下痢は，過剰な免疫反応による腸粘膜障害のため，これら早発性・遅発性の下痢とは発生機序が異なる．

下痢を起こしやすい薬剤

早発性の下痢

コリン作動性作用を有する抗がん薬として，イリノテカンがよく知られています．副交感神経のアセチルコリン受容体を刺激し，消化管運動を促進させるために下痢が生じます．早発性の下痢の多くは，投与直後から24時間以内に発症します．

遅発性の下痢

遅発性の下痢は腸の粘膜障害で発生するため，多くの抗がん薬で出現しま

す．代表的な薬剤は，イリノテカン，シタラビン，メトトレキサート（大量投与），フルオロウラシル（大量投与），分子標的薬（ゲフィチニブ，エルロチニブ，イマチニブ）などです．

下痢の評価

有害事象共通用語規準（CTCAE）（**表1**）で，重症度を判断するとともに抗がん薬によるものか感染によるものかを判断します．そのため，食事歴や薬剤投与歴などの確認が重要です．判断に迷う場合には医師に相談します．

表1 ● 下痢の重症度

有害事象	下痢
Grade1	ベースラインと比べて<4回/日の排便回数増加；ベースラインと比べて人工肛門からの排泄量が軽度に増加
Grade2	ベースラインと比べて4〜6回/日の排便回数増加；ベースラインと比べて人工肛門からの排泄量の中等度増加；身の回り以外の日常生活動作の制限
Grade3	ベースラインと比べて7回以上/日の排便回数増加；入院を要する；ベースラインと比べて人工肛門からの排泄量の高度増加；身の回りの日常生活動作の制限
Grade4	生命を脅かす；緊急処置を要する
Grade5	死亡

（有害事象共通用語規準 v5.0 日本語訳JCOG 版（略称：CTCAE v5.0 - JCOG)より引用，改変
JCOGホームページ　http://www.jcog.jp/）

下痢の予防と患者への対応

投与されている抗がん薬や下痢発症の時期などによって，対応は異なります．

- ● イリノテカン投与中に早発性の下痢が出現した場合
  - ・アセチルコリン受容体に対する抗コリン作用を有する薬剤（アトロピンやブチルスコポラミンなど）を投与する．
  - ・イリノテカン投与によってたびたび出現する場合には，投与前に抗コリン作用薬を予防的に投与することを検討する．
- ● 遅発性の下痢の場合
  - ・遅発性の下痢は，時に激しい水様性下痢となり，脱水や電解質の異常をきたすことがある．原因薬剤の中止と電解質を含んだ適切な輸液を行い，循環動態の安定や電解質異常の補正を行う．
  - ・同時に収斂薬（タンニン酸アルブミン）や整腸薬（乳酸菌製剤），ロペラミドなどの止瀉薬により対症的な治療を行う．
- ● 感染性の腸炎が疑われる場合
  - ・止瀉薬の投与はせず，抗菌薬投与を検討する．
- ● 免疫チェックポイント阻害薬使用中の下痢の場合
  - ・治療はステロイド薬投与であり，不用意に止瀉薬を使用すべきではない．
- ● 止瀉薬の使用方法
  - ・使用方法については明確に定まっていないが，米国臨床腫瘍学会のガイドラインを参考に，ロペラミドの投与を中心として治療を行う（図1）．ただし，ロペラミドの保険適用は欧米と日本で異なるため注意する．

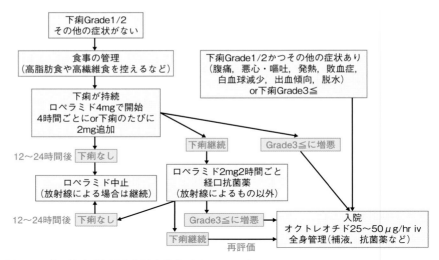

図1 ● 下痢の治療（米国臨床腫瘍学会ガイドライン）

便秘の定義

便秘にはいくつかの定義がありますが，日本内科学会では「3日以上排便がない状態，または毎日排便があっても残便感がある状態」と定義され，日本緩和医療学会では「腸管内容物の通過が遅延・停滞し，排便に困難を伴う状態」と定義されています．便秘は患者の主観的な症状でもあり，治療については患者との相談が重要です．

便秘のメカニズム

抗がん薬に伴う便秘は，自律神経系の機能が障害され，腸管の動きが低下することにより生じます．また，食欲不振に伴う水分摂取量の低下，麻薬による腸管の動きの低下，電解質異常なども便秘の原因となります．

さらに，がんの腹膜播種による腸管の動きの低下や腸閉塞などで便の通過が悪くなるために，便秘が生じる場合もあります．

便秘を起こしやすい薬剤

代表的な抗がん薬は，ビンカアルカロイド系（ビンクリスチン，ビンブラスチン，ビノレルビン）やタキサン系（パクリタキセル，ドセタキセル）です．また，がん薬物療法における制吐薬であるセロトニン（5-HT$_3$）受容体拮抗薬や麻薬でも便秘が生じます．

便秘の評価

有害事象共通用語規準(CTCAE)で重症度を評価します(**表2**). 使用している薬剤を把握し, 便秘の原因となる病態を考慮することが重要です. がんによる腸閉塞であれば, 下剤は症状の悪化を引き起こすことがあるため, 注意しましょう.

表2 ● 便秘の重症度

有害事象	便秘
Grade1	不定期または間欠的な症状；便軟化薬/緩下薬/食事の工夫/浣腸を不定期に使用
Grade2	緩下薬または浣腸の定期的使用を要する持続的症状；身の回り以外の日常生活動作の制限
Grade3	摘便を要する頑固な便秘；身の回りの日常生活動作の制限
Grade4	生命を脅かす；緊急処置を要する
Grade5	死亡

(有害事象共通用語規準 v5.0 日本語訳JCOG 版(略称：CTCAE v5.0 - JCOG)より引用, 改変
JCOGホームページ http://www.jcog.jp/)

便秘の予防と患者への対応

便秘の予防では, 生活習慣や排便習慣, 水分摂取などを患者に指導することが重要です. ただし, 抗がん薬治療中は食事摂取の低下や日常生活動作の低下があり, 便の状態に合わせて積極的に下剤を使用します.

Point

- ● 便が硬い場合
  - ・便を柔らかくする作用のある酸化マグネシウムやソルビトール, マクロゴール (モビコール®)などを用いる.
- ● 腸の動きが悪い場合
  - ・センノシドやピコスルファートナトリウムなどの刺激性下剤を用いるが, 腹痛などを認めることがあり, 注意する.
- ● 麻薬により誘発される便秘 (オピオイド誘発性便秘症[*1])の場合
  - ・末梢性μオピオイド受容体拮抗薬であるナルデメジン (スインプロイク®)が新しい作用機序の薬剤として開発されている.
- ● 消化管の通過障害による便秘の場合
  - ・いずれの薬剤も消化管の通過障害による便秘では下剤の使用が危険な場合もあり, 画像で腸閉塞所見の有無に注意が必要である.

用語解説
＊1 オピオイド誘発性便秘症
opioid-induced constipation：OIC

オピオイド (モルヒネ, オキシコドン, フェンタニルなど)は, 中枢のμオピオイド受容体を介して鎮痛作用を発揮するが, 消化管の末梢のμオピオイド受容体を介して消化管運動や消化管神経活動を抑制するため, 便秘(オピオイド誘発性便秘症)が高頻度に発現する. オピオイド誘発性便秘症の治療薬として, 消化管の末梢μオピオイド受容体に結合して, オピオイド鎮痛薬に拮抗することにより, 抗便秘作用を示す末梢性μオピオイド受容体拮抗薬ナルデメジン (スインプロイク®)が2017年に上市された.

引用・参考文献

1. Benson AB, et al：Recommended guidelines for the treatment of cancer treatment-induced diarrhea. Journal of Clinical Oncology, 22(14)：2918-2926, 2004.
2. 日本臨床腫瘍研究グループ：有害事象共通用語規準 v5.0 日本語訳JCOG版. 2019. http://www.jcog.jp/doctor/tool/CTCAEv5J_20210305_v24.0.pdf (2021年6月2日検索)
3. 日本緩和医療学会 ガイドライン統括委員会編：がん患者の消化器症状の緩和に関するガイドライン 2017年版 第2版. 金原出版, 2017.

第2章 抗がん薬の主な副作用

13 末梢神経障害

- 末梢神経障害は進行すると，患者の日常生活を長きに渡り大きく障害します．

- 末梢神経障害は，症状が進行してから有効な治療法がほとんどなく，重篤化の予防に有効なのは薬剤の休薬/中止のみです．

- 予防のためには，あらかじめ患者に末梢神経障害が重要な副作用であることを説明し，症状をモニタリングすることが大切です．

はじめに

　抗がん薬を扱う病棟・外来での経験があまりない読者の方にとっては，末梢神経障害は，抗がん薬の副作用として比較的馴染みがないかもしれません．しかし，末梢神経障害は進行すると，患者の日常生活を長きに渡り大きく障害します．がん治療の選択肢が増え，治療の長期化やcancer survivorのケアも重視される近年のがん治療においては，QOLは一層重要な意味をもちます．つまり，QOLを損なう末梢神経障害への適切な対処の重要性も高まっているといえるでしょう．

　末梢神経障害は，症状が進行してから有効な治療法がほとんどなく，重篤化の予防に有効なのは薬剤の休薬/中止のみですが，原病の進行に大きく影響を及ぼすため容易ではありません．治療と副作用のバランスを上手にとりながら診療を進めるためには，的確な問診による状態の把握が鍵を握ると考えます．

末梢神経障害の原因となる抗がん薬と代表的薬剤による障害の特徴

　末梢神経障害を引き起こすメカニズム，代表的抗がん薬とその症状の特徴を下記に示します（図1，表1）．障害を受けやすい神経細胞の部位（軸索・細胞体・髄鞘），神経障害の種類（知覚・運動・自律神経），典型的な症状出現のタイミング（早期・慢性期），可逆性の有無に注意して整理するとよいでしょう．

ビンカアルカロイド（ビンクリスチン）

微小管機能不全による軸索変性をきたすことで，混合性神経障害（知覚・運動・自律神経）を呈します．したがって，手足の痺れ，筋力低下・麻痺，便秘や麻痺性イレウス，尿閉，起立性低血圧などの症状があります．投与後2か月以内の早期にみられやすく，早期段階で中止すれば回復が見込めるため，症状の出現を見逃さず，薬剤と関連付けて考えることが大切です．

タキサン（パクリタキセル / ドセタキセル）

ビンカアルカロイド同様に微小管障害作用による軸索変性をきたします．主に知覚神経障害で手指の痺れや，焼けるような異常感覚（灼熱感）がみられます．筋力低下はあっても軽度であることが多いです．高用量の場合は，投与後早期にこれらの症状がみられることもありますが，慢性蓄積性に出現し，非可逆性となるため注意が必要です．ドセタキセルの方がパクリタキセルより重篤な神経障害は少ないです．

白金製剤（シスプラチン / オキサリプラチン）

後根神経節のアポトーシスにより，主に知覚神経障害をきたします．神経細胞体そのものが障害されるため回復が不良です．シスプラチンでは，慢性蓄積性に生じることが知られ，積算量250～500mg/m²以上では注意を要します．200mg/m²で日常会話には支障はないレベルながら難聴を生じやすく非可逆性です．オキサリプラチンでは，投与直後から数日以内の早期に生じるものと，総投与量に依存して発症するものとがあります．

早期のものは，寒冷刺激により惹起されやすく，咽頭の違和感や絞扼感として訴える方もいるため，冷たいものに触れたり，飲んだりすることを避けるように指導することも重要です．慢性期のものは，積算量800mg/m²以上で頻度が高まると報告されています．休薬により，概ね回復しますが元通りになるわけではなく，一部には年単位で遷延することもあります．

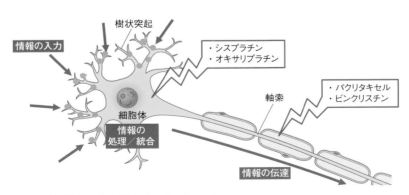

図1 ● 末梢神経障害を引き起こすメカニズム

表1 ● 末梢神経障害の原因となる抗がん薬

原因薬剤	障害される部位	メカニズム	症状
パクリタキセル ビンクリスチン	軸索	神経毒性物質により軸索が多数の部位で障害を受ける. 末端から細胞体に向かって逆行性に進行する（遠位逆行性軸索変性）.	手袋−靴下型の感覚障害や遠位筋優位の萎縮がみられる. 可逆性がある.
シスプラチン オキサリプラチン	神経細胞体	ミトコンドリア障害による後根神経節のアポトーシスにより細胞体が障害される. 2次性に大径有髄線維が障害される.	手足の末端，顔面や舌先などの感覚低下・鈍麻で，進行すると疼痛を伴い日常動作にも影響を及ぼす. 不可逆性となり，回復は不良.

末梢神経障害の評価

　髄液検査，神経伝導検査，筋電図，筋生検などはがんの日常臨床において一般的ではなく，末梢神経障害は客観的に評価しにくい副作用のため，マネジメントを一層困難にしています．急性期の症状は概ね可逆的で対処は比較的容易ですが，慢性蓄積性に引き起こされる症状は日常生活に影響を及ぼすレベル（CTCAEのGrade3に該当）となると有効な治療法がないため対処が難しいです．

　そのため，日常生活に即した具体的な問診により，Grade2までの段階で症状を的確に把握することが重要です（**表2**）．前回投与から続く症状が持ち越すようになったか否かは「慢性期に入ったかどうか」の判断に役立ちます．経時的な症状の推移を，多角的な問診により把握することが重要です．

表2 ● 日常生活に即した問診例

感覚に関わる異常	
・手先や足先に違和感を感じますか？	
・違和感は以前より長く続くようになりましたか？	
・前回の治療から今回まで症状が持続していますか？	
・痛みを伴うようになっていますか？	
運動に関わる異常	
・ボタンをかける，外すなどの動作がしにくいと感じるようになりましたか？	
・細かい作業がしづらいと感じることがありますか？	
・箸やペンなどいつの間に落としてしまうというようなことはありますか？	
・足裏の感覚が鈍くなって，つまずきやすいということはありますか？	
・点字ブロックの凹凸などがわかりにくい，わからないということはありますか？

治療・予防と患者対応

治療・予防

　タキサンおよび白金製剤による末梢神経障害の疼痛に関して，デュロキセチン（サインバルタ®）が初めて有効性を示しましたが，保険適応はありません．プレガバリン（リリカ®）は神経障害性疼痛に関して適応がありますがエビデンスレベルは低いです．ミロガバリン（タリージェ®）も2019年に神経障害性疼痛で適応を獲得しましたが，糖尿病や帯状疱疹による疼痛の改善を示した臨床試験に基づく適応の取得となっています．

　牛車腎気丸などの漢方薬，ビタミン製剤や循環改善を目的とした温罨法，マッサージなどのリラクゼーションなども症状緩和のために試みられることがありますが，効果を実感できるほど有効な手立てとなっているとは言い難いです．

患者対応

　予防こそが唯一の治療ですが，確立した予防は休薬・減量のみで容易ではありません．また，患者にとって，減量・休薬による原病の進行は大きな不安を伴うゆえ，軽微なうちにはあまり症状を訴えないこともあります．

　慢性蓄積性に発症すると，不可逆的となる可能性があること，有効な治療法がないことを丁寧に説明し，重要な副作用であることを理解してもらい，症状をモニタリングすることが現状は最も有効な手段です．

14　皮膚・爪障害

Check

- 皮膚・爪障害は致命的な副作用ではありませんが，ボディイメージの変容に影響することに留意しましょう．

- 予防的な処置が悪化を防ぐのに有効であることが臨床試験で示されています．

- 皮膚本来のバリア機能を最大限に生かす「清潔・保湿・保護」の3原則を日々の中で徹底することが大切です．

はじめに

　皮膚・爪障害は，生命が脅かされる副作用となることはほとんどありませんが，顔面や手など，比較的他人の目につきやすいところに現れる変化であり，脱毛同様にボディイメージの変容に影響することに留意すべきです．

　分子標的薬による皮膚障害ではとくに，その薬物が効果を発揮するための標的となる分子が，皮膚でも重要な働きを担っていることに起因するため，避けがたい根本的な副作用です．

　いかに治療と相反する副作用を両立させるか．ケアのポイントは，障害を拡大させる要因となる炎症を，回避・軽減できるかにかかっています．これは，日常生活でのセルフケアに大きく依存することから，患者の治療への理解と実践が不可欠であり，チーム医療による多職種の一丸となった取り組みが最も有力で強力な手段であると考えます．

皮膚障害

抗がん薬による皮膚障害（図1）

手足症候群（hand-foot syndrome）
原因薬剤：フッ化ピリミジン系抗がん薬（特にカペシタビン：ゼローダ®），ドキソルビシン，シタラビン　など
好発部位：手掌，足底部，爪部

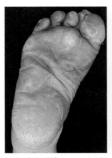 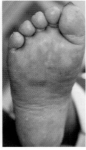 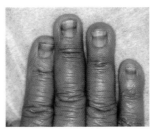 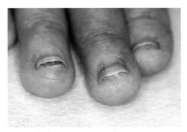

手足症候群(カペシタビン・レゴラフェニブ)　色素沈着(パクリタキセル)　爪甲剥離(パクリタキセル)

図1 ● 抗がん薬による皮膚障害

症状：ピリピリした異常感覚から始まり，発赤・腫脹，さらに進行すると水疱や
　　　びらんを形成します．角化・落屑や亀裂を認め，疼痛により日常生活への
　　　障害が出てくることもあります．

対処：適切な休薬・減量により，重篤化を防ぐことが重要です．

色素沈着

原因薬剤：フッ化ピリミジン系，シクロホスファミド，ブレオマイシン　など

症状：皮膚の色が黒くなります．

好発部位：全身に生じ，特に顔面などの露光部では美容・整容面で患者にとって
　　　　　心的ストレスとなることもあります．

対処：中止後半年から1年かけて徐々に消失していきますが，紫外線による日
　　　焼けを避けるように指導しましょう．また，気になる部分は化粧品でカ
　　　バーします．

分子標的薬による皮膚障害 (図2，表1)

原因薬剤：様々な分子標的薬

Point
● EGFRを標的とした抗体医薬
　セツキシマブ(アービタックス®)，パニツムマブ(ベクティビックス®)
● EGFRに対する経口阻害薬
　ゲフィチニブ(イレッサ®)，エルロチニブ(タルセバ®)
● 複数の標的を持つマルチキナーゼ阻害薬
　レゴラフェニブ(スチバーガ®)，ソラフェニブ(ネクサバール®)　など

症状：痤瘡様皮膚炎，乾燥，爪囲炎

Point
● 抗EGFR抗体医薬の副作用は，FU系抗がん薬と併用すると，さらに強
　まることが知られている．
● 抗EGFR抗体医薬による皮膚障害は効果との相関が報告されている．
　そのため，強い皮膚毒性を認める患者にとって，より高い治療効果が
　期待できることは，辛い皮膚毒性を乗り切るうえで励みのひとつにな
　ると思われる．

略語
EGFR
ヒト上皮成長因子受容
体：epidermal growth
factor receptor

第2章　抗がん薬の主な副作用

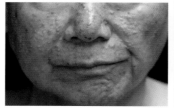
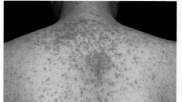
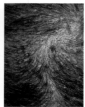

痤瘡様皮疹（抗EGFR抗体医薬）

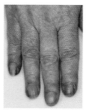
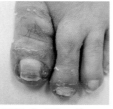
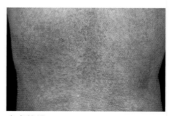

爪囲炎（抗EGFR抗体医薬：パニツムマブ）　　皮膚乾燥

図2 ● 分子標的薬による皮膚障害

表1 ● 分子標的薬による皮膚障害の出現時期

出現時期	症状
2週～1か月	痤瘡様皮膚炎
1か月以降	乾燥
1.5か月以降	爪囲炎

免疫療法による皮膚障害（図3）

原因薬剤：ニボルマブ（オプジーボ®），ペムブロリズマブ（キイトルーダ®），イ
　　　　　ピリムマブ（ヤーボイ®）などの免疫チェックポイント阻害薬

症状：多様なパターンの皮疹が早期から比較的高頻度に見られますが，概ね軽
　　　度です．

Point
● 治療薬により活性化したリンパ球による自己免疫学的機序が原因とい
われている．
● まれに重症皮疹を発症した報告もあるため注意深い観察が必要．

対処：ステロイドによる治療

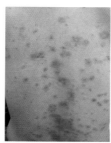
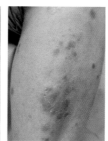
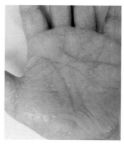

尋常性乾癬

図3 ● 免疫チェックポイント阻害薬による皮膚障害

爪障害

好発部位：手足の爪

症状：爪周囲に炎症を生じ，爪縁に肉芽形成を伴います．その他の症状としては疼痛，熱感，発赤などがあります．

対処：爪切りの工夫，テーピング（**図4**），保湿剤・ステロイド外用薬の使用など

Point

● 重症化した場合は皮膚科にて液体窒素による肉芽処置を実施する場合もある．

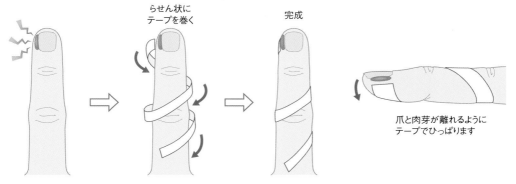

図4 ● 爪囲炎のテーピング

予防・治療と患者対応

予防と患者対応

　皮膚障害に対する予防の基本は，保湿と清潔の保持，刺激からの保護です．またマルチキナーゼ阻害薬の副作用では除圧が有効な手段となることもあります．日光への曝露は注意をするものの，行動を制限するほどのものではないため，散歩が習慣であれば，帽子を着用したり，日中よりも朝夕の時間帯を勧めたり，日焼け止めの使用を勧めたりしましょう．また，保湿剤として，ヘパリン類似物質油性クリームなどを治療開始時から処方して使用を勧めます．

　抗EGFR抗体医薬による痤瘡様皮膚炎についてはミノサイクリン内服を行います．これは抗菌薬としての作用を期待するためではなく，抗炎症作用を期待して用いられています．投与期間について，臨床試験では6週間など期間を決めていることもありますが，日常臨床では中止せず継続している場合もあります．その場合，肝障害やめまいなどの副作用には注意が必要です．予防的な処

置が悪化を防ぐのに有効であることが臨床試験で示されています.

治療と患者対応

治療

　治療の主体は，ステロイド外用薬になります．顔面にはmild〜strong，体幹部にはvery strong〜strongestを用いり，頭皮や爪にはローションを用いるなど塗布する部位に応じた剤形の工夫が必要です．アダパレンゲル（ディフェリン®ゲル）の塗布が有効であるとする報告もあります.

　爪囲炎に対する治療としては，皮膚科での液体窒素による凍結療法や，テーピングによる保護も予防兼治療になります.

季節の乾燥への注意

　致命的でないとはいえ，ともに皮膚障害を引き起こすFU系・抗EGFR抗体医薬の併用療法を，冬場など乾燥しやすい時期に施行する際に，皮膚障害はとても手ごわい副作用です．最終的には減量または休薬が必要になることもあります．レゴラフェニブなど経口キナーゼ阻害薬で時に見られるrashな皮膚毒性については，開始早期からの休薬・減量を要します.

　また，ここでいう一般的な皮膚障害とは異なりますが，皮膚に異常が出る副作用としてはインフュージョンリアクションや中毒性表皮壊死症などの時に致死的となりうる重症薬疹もあるため，典型的な経過をよく知り，見分けることが大切です.

*

　皮膚は体の外表を覆うバリアであり，外界と接する最外層には，角化した細胞が積み重なって刺激から守る構造（角質層）があります．皮膚本来のバリア機能を最大限に生かす「清潔・保湿・保護」の3原則を日々の中で徹底することが皮膚障害の悪化に対する最良の防護策になります．これは日々のケアによってのみ達成が可能なため，患者の指導をチーム医療で支え，実践していけるかどうかに成否がかかっています.

15 味覚障害

- 味覚障害は医療者が推測するよりも患者の生活の質を損なうため，軽視しないようにします．

- 味覚障害の評価・診断では患者の主観的な評価を優先します．

- 管理栄養士と連携し，食事の内容や形態，調理方法などについて患者指導を行います．

　抗がん薬による味覚障害は，他の副作用と比較すると発現時期などが明らかではなく，十分な対処法も定まっていません．また，生命に直接関係する副作用ではないため，医療者からは軽視されがちな副作用の１つです．

　しかし，美味しくご飯を食べるという基本的な生活動作が障害されることは，医療者が考えるよりもはるかに患者の生活の質を低下させることを認識すべきです．管理栄養士とよく連携を図り，食事を工夫することが重要です．

味覚障害のメカニズム

　抗がん薬による味覚障害のメカニズムは依然として不明な部分が多いものの，以下のいくつかの原因が考えられています．

味覚障害の原因

味蕾細胞の障害

　味は，舌の表面にある味蕾というセンサーにより感じていますが，抗がん薬による味蕾細胞の障害や口内炎の発生によって，味覚の異常を生じます．

唾液分泌の低下

　味を感じるためには，食べ物が唾液に混ざり味蕾まで届くことが必要ですが，抗がん薬や放射線による唾液分泌の低下により，味覚の異常を生じます．

亜鉛不足

　抗がん薬によって食事摂取が低下し，亜鉛が不足することによって，味覚の異常を生じます．

味覚障害を起こしやすい薬剤

　口内炎が生じやすい薬剤や，末梢の神経障害をきたしやすい薬剤で，味覚障害が出現しやすくなります．

- ●口内炎が生じやすい薬剤
  フッ化ピリミジン系抗がん薬，プラチナ系抗がん薬，エベロリムスなどの分子標的薬など
- ●末梢の神経障害をきたしやすい薬剤
  タキサン系抗がん薬，オキサリプラチン，ビンカアルカロイド系抗がん薬など

味覚障害の評価

　有害事象共通用語規準（CTCAE）では，味覚障害においてGrade3以上の評価項目がありませんが（表1），味覚障害は患者の自覚的症状であり，患者によっては非常に大きな苦痛となる場合もあります．味覚障害の評価・診断については，VASやNRSを用いるなど，患者の主観的な評価を優先します（VAS・NRSについて詳細は「悪心・嘔吐の評価（p.80）」参照）．

　また，患者は味覚障害を感じていても抗がん薬による副作用だという認識を持っていないことも多く，医療者は積極的に聴取するようにします．なお，亜鉛は採血検査にて測定が可能です．

- ●聴取する内容
  - ・どのように味覚が変化したのか（甘味や塩味，酸味，苦味などの感じ方の変化など）
  - ・口内炎や乾燥の状況など

表1 ● 味覚障害の重症度

有害事象	味覚不全
Grade1	食生活の変化を伴わない味覚変化
Grade2	食生活の変化を伴う味覚変化（例：経口サプリメント）；不快な味；味の消失
Grade3	ー
Grade4	ー
Grade5	ー

（有害事象共通用語規準 v5.0 日本語訳JCOG 版（略称：CTCAE v5.0 - JCOG）より引用，改変
JCOGホームページ　http://www.jcog.jp/）

予防と患者への対応

　有効な予防法はなく，うがいや歯磨きなど口腔内の保湿や清潔を保つことで

口内炎を予防し，乾燥を防ぐことを心がけるよう指導します．口内炎の予防と同様に含嗽方法の指導も重要です（詳細は「口内炎（p.74 ～ 77）」参照）．

　味覚障害がある時は，食べたい時に食べたいものを無理せず少量ずつ食べることが大切です．また，食事の内容や形態，調理方法などについては食事の感じ方に合わせた指導を行います（表2）．令和2年度の診療報酬改定により外来栄養食事指導料[*1]算定の要件が見直され，栄養指導を行いやすくなったこともあり，食事指導や献立作成などにおいて，管理栄養士による患者指導を活用するとよいでしょう．

Point
● 唾液が出にくい場合
　・唾液の分泌を促すような酸味のあるものを口に含むのもよい．
● 血清亜鉛値が低下している場合（測定ができない際には低下が予想される場合）
　・亜鉛を含む食事（牡蠣，うなぎ，チーズ，レバーなど）摂取の指導．
　・亜鉛含有胃潰瘍治療薬のポラプレジンク（プロマック®）やサプリメントの服用などを考慮する．

用語解説

＊1　外来栄養食事指導料
令和2年度の診療報酬改定において，栄養食事指導の効果を高めるため，外来における栄養食事指導における継続的なフォローアップについて，情報通信機器などを活用して実施した場合の評価が追加された．

表2 ● 味覚障害がある場合の食事の工夫

味を感じないとき
・味を濃くする ・果物や酢の物・汁物を取り入れる ・温度は人肌程度に 酢の物

塩味・醤油味を苦く感じる，金属味を感じる
・塩・しょう油を控えてみる ・食前にレモン水で味覚を刺激する ・昆布やカツオ出汁の風味を利用する ・ごま，レモンなどの風味や香りを利用する ・酢の物を取り入れる   昆布　　カツオ出汁　　レモン

食べ物が苦く感じる
・甘みを強めにしてみる ・キャラメルなど甘いものをなめる ・出汁をきかせた汁物をとる ・卵豆腐や茶碗蒸しは食べやすい   キャラメル　　茶碗蒸し

甘味を強く感じる
・しょう油味，塩味，みそ味を濃くしてみる ・砂糖，みりんなど甘味のある調味料を控える ・酸味のある食品を利用してみる ・汁物を試す 汁物

（国立がん研究センターがん対策情報センター：がん情報サービス　味覚やにおいの変化（2019年11月更新）．https://ganjoho.jp/public/support/condition/taste_or_smell.html（2021年4月1日検索）を参照して作成）

引用・参考文献

1.　日本臨床腫瘍研究グループ：有害事象共通用語規準 v5.0日本語訳JCOG版．2019．
　　http://www.jcog.jp/doctor/tool/CTCAEv5J_20210305_v24.0.pdf（2021年6月2日検索）
2.　国立がん研究センターがん対策情報センター：がん情報サービス 味覚やにおいの変化（2019年11月更新）．
　　https://ganjoho.jp/public/support/condition/taste_or_smell.html（2021年4月1日検索）

第2章　抗がん薬の主な副作用

性機能障害

Clinical Nursing Skills ｜ Cancer Chemotherapy Nursing

Check

● 抗がん薬により性機能障害がひき起されることがあります．

● 男性は精巣が，女性は卵巣が抗がん薬の影響を受けやすいです．

● 看護における留意点はプライバシーの保護，情報提供，相談環境整備です．

　抗がん薬によって生殖器官や内分泌器官の機能，いわゆる性機能が障害されることがあります．そのため，性と生殖関連の諸問題や対処方法について正確な知識や情報をもとに，初回治療に入る前に患者およびパートナーと話し合う機会について検討することが大切です．

性機能障害のメカニズム

　がん治療（手術，放射線療法，化学療法）が性機能に与える影響には下記の要因が考えられます．

- 生殖機能不全（妊孕性の低下）：乏精子症・無精子症，卵巣機能不全，性欲障害，勃起障害，射精障害，子宮腔喪失
- 性ホルモン低下による影響：更年期障害，骨粗鬆症，脂質代謝異常，性欲中枢への影響　など

Point ● がん化学療法においては生殖機能障害や性欲中枢への影響について考慮することが多い．

男性の場合

　男性の場合，精巣は抗がん薬に対する感受性の高い臓器であり，生殖細胞は抗がん薬の種類や量に応じて傷害を受けます．

　とくにアルキル化薬の影響が多く報告されており，シクロホスファミド$7.5g/m^2$の投与量で永続的な無精子症のリスクとされています[1]．テストステロン分泌にかかわるライディッヒ細胞の傷害や精子形成の起こる性腺上皮のセル

トリ細胞への影響により精子形成が主に傷害を受けます[2,3].

女性の場合

　女性の場合，卵巣は精巣以上に抗がん薬の影響を受けやすいとされます．原因は抗がん薬（とくにアルキル化薬や白金製剤）による発育卵胞への影響と卵子の枯渇（原始卵胞への影響：Burn Out説[4]）という二つのメカニズムが考えられており[5]，年齢（原始卵胞の数）と抗がん薬の種類によって影響の程度が変わります．また，卵巣毒性による直接傷害や性欲中枢の錯乱も加わるとされます．

化学療法誘発性無月経

　化学療法誘発性無月経は，「開始後1年以内に生じる3か月以上の無月経」と定義され[6]，発生頻度は，①年齢（卵巣予備能），②抗がん薬の種類，③抗がん薬の投与量によって決定されます．化学療法のレジメンごとに詳細なリスク評価が必要です．また，卵巣の予備能は原始卵胞の数で規定され，月経の有無ではありません．そのため，月経があっても妊娠できるとは限らないのです．

性機能障害の評価と対応 (表1)

　性機能の評価には性欲の低下や腟乾燥，勃起障害など症状の拾い上げを行うことも必要です．

　症状については，更年期様症状などの苦痛の有無，ホルモン補充療法などの必要性のアセスメントを，妊孕性については，パートナーとの関係性など相談内容や問題点をアセスメントしながら，専門医や院内チームと連動し対応する必要があります．また，専門機関への紹介を必要としているかの把握も重要です（図1）．

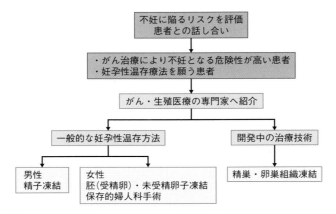

図1 ● がん患者に対する妊孕性温存のアセスメントと相談のアルゴリズム ASCO 2013 ガイドライン

（日本癌治療学会：小児，思春期・若年がん患者の妊孕性温存に関する診療ガイドライン2017年版．診療アルゴリズム　http://www.jsco-cpg.jp/fertility/algo/#I（2021年3月10日検索）より引用）
（Loren AW, Mangu PB, Beck LN, et al：Fertility preservation for patients with cancer: American Society of Clinical Oncology clinical practice guideline update. J Clin Oncol. 31: 2500-10，2013.）

性機能障害の治療には，精子凍結保存，受精卵・未受精卵凍結保存，保存的婦人科手術などがあります．

表1 ● CTCAEにおける性機能障害の評価

男性

有害事象	勃起不全	射精障害	精子減少症	無精子症
Grade1	勃起機能の低下（頻度/硬度）．ただし治療を要さない（例：薬物治療/機器，陰茎ポンプの使用）	射精機能の減弱	精子濃度0-1,500万/mL	―
Grade2	勃起機能の低下（頻度/硬度）．勃起補助治療を要する（例：薬物治療/陰茎ポンプなどの機器）	無射精または逆行性射精	―	精液中の精子の欠如
Grade3	勃起機能の低下（頻度/硬度）．ただし勃起補助治療が有効でない（例：薬物治療/陰茎ポンプなどの機器）；陰茎プロステーシスの永久留置を要する（以前は不要）	―	―	―
Grade4	―	―	―	―
Grade5	―	―	―	―
定義	性行為の際の持続的または反復性の勃起不能/勃起維持不能状態	射精に関係する問題．早漏，遅漏，逆向性射精，射精時疼痛が含まれる	精液中の精子数の減少	臨床検査で精液中に精子が認められない状態

女性

有害事象	無月経	不規則月経	早発閉経	腟乾燥
Grade1	―	連続3月経周期未満の無月経を伴う間欠的/不規則な月経	―	性機能障害のない軽度の腟乾燥
Grade2	あり	連続3月経周期を超える無月経を伴う間欠的/不規則な月経	あり	性機能障害/頻繁な不快感を伴う中等度の腟乾燥
Grade3	―	―	―	性交疼痛/高度の不快感をもたらす高度の腟乾燥
Grade4	―	―	―	―
Grade5	―	―	―	―
定義	少なくとも3月経周期の間，月経がない病的状態	月経周期や月経期間のベースラインからの変化	早期卵巣機能不全．ホットフラッシュ，寝汗，気分変動，性欲の減退を含む症状；黄体形成ホルモン（LH）や卵胞刺激ホルモン（FSH）の血中濃度上昇	腟の瘙痒および灼熱感を伴う不快感

（有害事象共通用語規準 v5.0 日本語訳JCOG版（略称：CTCAE v5.0 - JCOG）より引用
JCOGホームページ　http://www.jcog.jp/）

性機能障害の原因薬剤

表2に性機能障害の原因薬剤を示します.

表2 ● 化学療法および放射線治療による性腺毒性のリスク分類（ASCO2013を参考に作成）

男性

リスク分類	治療プロトコール	患者および投与量などの因子
High Risk （治療後，一般的に無精子症が遷延，持続する）	アルキル化薬＋全身放射線照射	
	アルキル化薬＋骨盤放射線照射	
	シクロホスファミド総量	7.5g/m²
	プロカルバジンを含むレジメン	MOPP：＞3サイクル， BEACOPP：＞6サイクル
	テモゾロミドorBCNUを含む レジメン＋全脳放射線照射	
Intermediate Risk （治療後，無精子症が遷延することがある）	シスプラチンを含むレジメン	
	BEP	2-4サイクル
	シスプラチン総量	＞400mg/m²
	カルボプラチン総量	＞2g/m²
Lower Risk （一時的な造精能低下）	アルキル化薬以外の薬剤を含むレジメン	ABVD，CHOP，COP， 白血病に対する多剤療法
	アントラサイクリン系＋シタラビン	
Very Low No Risk（影響なし）	ビンクリスチンを用いた多剤療法	
Unknown（不明）	モノクローナル抗体	
	チロシンキナーゼ阻害薬	

女性

リスク分類	治療プロトコール	患者および投与量などの因子
High Risk （治療後，＞70%の女性が無月経となる）	アルキル化薬＋全身放射線照射	
	アルキル化薬＋骨盤放射線照射	
	シクロホスファミド総量	5g/m²（＞40歳）， 7.5g/m²（＜20歳）
	プロカルバジンを含むレジメン	MOPP：＞3サイクル， BEACOPP：＞6サイクル
	テモゾロミドorBCNUを含む レジメン＋全脳放射線照射	
Intermediate Risk （治療後，30-70%の女性が無月経となる）	シクロホスファミド総量	5g/m²（30-40歳）
	乳がんに対するAC療法	×4コース＋パクリタキセル/ ドセタキセル（＜40歳）
	モノクローナル抗体（ベバシズマブ）	
	FOLFOX4（フルオロウラシル・オキサリプラチン）	
	シスプラチンを含むレジメン	
Lower Risk （治療後，＜30%の女性が無月経となる）	アルキル化薬以外の薬剤を含むレジメン	ABVD，CHOP，COP， 白血病に対する多剤療法
	シクロホスファミドを含む乳がんに対するレジメン	CMF，CEF，CAF（＜30歳）
	アントラサイクリン系＋シタラビン	
Very Low No Risk（影響なし）	ビンクリスチンを用いた多剤療法	
Unknown（不明）	モノクローナル抗体	
	チロシンキナーゼ阻害薬	

性機能障害の看護

　性機能障害の患者の看護において，性の問題はデリケートな問題のためプライバシーの保護はとくに重要です．

　治療前・治療中に患者理解の確認，把握，治療中の性生活の相談，避妊の必要性など支援する必要があり，そのためには相談窓口など情報提供の場と相談のできる環境を整備することが重要です．

　とくに妊孕性温存については，適切なタイミングで情報提供，相談窓口・専門機関への紹介をする必要があるため，患者に考えるきっかけをもってもらうことが大切です．

引用・参考文献

1. Green DM, et al : The cyclophosphamide equivalent dose as an approach for quantifying alkylating agent exposure : A report from the childhood cancer survivor study. Pediatr Blood Cancer, 2014.
2. Lee SJ, et al : American Society of Clinical Oncology recommendations on fertility preservation in cancer patients. J Clin Oncol, 24(18) : 2917-2931, 2006.
3. Anderson RA, et al : Cancer treatment and gonadal function : experimental and established strategies for fertility preservation in children and young adults. Lancet Diabetes Endocrinol, 3(7) : 556-567, 2015.
4. Kalich-Philosoph L, et al : Cyclophosphamide triggers follicle activation and "burnout" ; AS101 prevents follicle loss and preserves fertility. Sci Transl Med, 5(185) : 185ra62, 2013.
5. 日本がん・生殖医療学会：がん治療別.
   http://j-sfp.org/treatment/treatment.html（2021年3月10日検索）
6. 日本乳癌学会：乳癌診療ガイドライン　FQ13. 化学療法誘発性閉経予防・妊孕性維持のために化学療法中にLH-RHアゴニストを使用することは勧められるか？（2020年8月23日更新）.
   http://jbcs.gr.jp/guidline/2018/index/yakubutu/y3-fq-13/（2021年3月10日検索）
7. 日本癌治療学会：がん診療ガイドライン　妊孕性温存　がん患者に対する妊孕性温存のアセスメントと相談のアルゴリズム.
   http://www.jsco-cpg.jp/fertility/algo/#l（2021年3月10日検索）
8. Loren AW, et al : Fertility preservation for patients with cancer : American Society of Clinical Oncology clinical practice guideline update. J Clin Oncol, 31(19) : 2500-2510, 2013.

2. オンコロジック・エマージェンシー

① 腫瘍崩壊症候群
Tumor lysis syndrome：TLS

Check

● 腫瘍崩壊症候群（TLS）とは，腫瘍崩壊に伴い電解質のバランスが崩れたり，尿酸が増えることにより重篤な症状を引き起こす病態で，生命にかかわる緊急症です．

● TLSは，臨床検査値異常であるLTLSと，直ちに積極的な治療介入が必要なCTLSに分類されます．

● 治療では水分負荷を行うため，バイタルサインや水分インアウトバランスを慎重にモニタリングしましょう．

定義

　腫瘍崩壊症候群（TLS）とは，腫瘍の急激な増大や治療による腫瘍崩壊に伴い，細胞内の大量のカリウムやリン，核酸などが血液中に放出されることにより高カリウム血症や高尿酸血症を引き起こしたり，腎尿細管に尿酸やカルシウムが沈着することで急性腎障害を引き起こす原因となる病態で，生命にかかわる緊急症です．

　急速に増殖し，腫瘍量が多く，化学療法に感受性の高い治療に伴って発症しやすいという特徴があります．

略語
TLS
腫瘍崩壊症候群：tumor lysis syndrome

診断と評価

　Cairo-Bishopの診断基準があり，臨床検査値異常であるLaboratory TLS（LTLS）と直ちに積極的な治療介入が必要なClinical TLS（CTLS）に分類されます[1,2]．

表1 ● TLSの診断

LTLS：下記の臨床検査値異常のうち2個以上が化学療法開始3日前から開始7日後までに認められる

高尿酸血症	尿酸値が基準値上限(8.0mg/dL)を超える
高カリウム血症	カリウムが基準値上限(6.0mg/dL)を超える
高リン血症	リン酸が基準値上限(小児：2.1mmol/L，成人：1.45mmol/L)を超える

CTLS：LTLSに加えて下記のいずれかの臨床症状の合併を認める
- 腎機能障害(血清クレアチニン≧1.5×基準値上限)
- 不整脈，突然死
- けいれん

診断（表1）

Laboratory TLS（LTLS）

　LTLSは，化学療法開始の3日前から7日後の間に，高尿酸血症・高リン血症・高カリウム血症の検査値異常を2項目以上満たした場合に診断されます．

Clinical TLS（CTLS）

　CTLSは，LTLSの診断基準を満たしたうえ，腎機能障害，不整脈，突然死，けいれんといった臨床症状が1つ以上出現した場合に診断されます．

評価

　診断がなされた後は，TLSのリスク評価を行い，リスクに応じた予防と治療を考慮します．リスク評価は「LTLSの有無」「腎機能，腎浸潤によるリスク調整」「疾患によるTLSリスク分類」の手順で進められます（**図1，2，表2**）．

　まずLTLSの有無を判定し，認められたらCTLSの有無の判定に移ります．LTLSがなければ「腎機能，腎浸潤によるリスク調整」「疾患によるTLSリスク分類」を行います．

　LTLSの場合は，TLSの治療を開始し，CTLSの場合は，TLSの治療に加え臓器障害の治療を開始します．

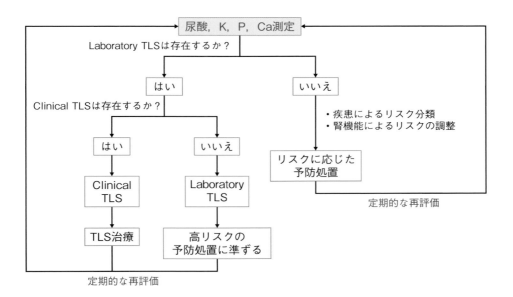

図1 ● TLSリスク評価の手順

(厚生労働省：重篤副作用疾患別対応マニュアル　腫瘍崩壊症候群(医療関係者の皆様へ)，平成30年6月改定
https://www.mhlw.go.jp/topics/2006/11/dl/tp1122-1e43.pdf(2021年3月16日閲覧)より引用)

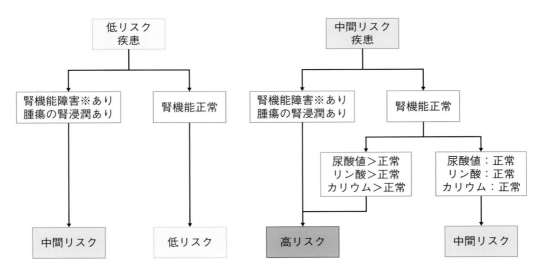

※腎機能障害：クレアチニン＞基準値

図2 ● 腎機能，腎浸潤によるリスク調整

(厚生労働省：重篤副作用疾患別対応マニュアル　腫瘍崩壊症候群(医療関係者の皆様へ)，平成30年6月改定
https://www.mhlw.go.jp/topics/2006/11/dl/tp1122-1e43.pdf(2021年3月16日閲覧)より引用)

表2 ● 疾患によるTLSリスク分類

腫瘍の種類	低リスク群 （TLS発症率が1%未満）	中間リスク群 （TLS発症率が1〜5%）	高リスク群 （TLS発症率が5%以上）
固形腫瘍	○	固形がんにおける TLS発症のリスク因子が 1つ以上認められる*	−
多発性骨髄腫， 慢性骨髄性白血病， 低悪性度非ホジキン リンパ腫， ホジキンリンパ腫， 未分化大細胞リンパ腫	○	−	−
慢性リンパ性白血病	WBC＜50,000/μLで アルキル化薬のみで治療	フルダラビンとリツキシマブで 治療されるか， またはWBC≧50,000/μL	−
急性骨髄性白血病	WBC＜25,000/μL かつLDH＜2×ULN	WBC25,000-100,000/μL， またはWBC＜25,000/μLだが LDH≧2×ULN	WBC≧100,000/μL
中悪性度リンパ腫	LDH≦ULN	LDH＞ULNかつ 巨大病変なし	LDH＞ULNで 巨大病変あり
急性リンパ球性 白血病	−	WBC＜100,000/μL かつLDH＜2×ULN	FAB分類L3，他の病型 でWBC≧100,000/μL またはLDH≧2×ULN
バーキットリンパ腫， リンパ芽球性リンパ腫	−	StageⅠ/Ⅱかつ LDH＜2×ULN	StageⅢ/Ⅳまたは LDH≧2×ULN

＊：①腫瘍量が多いこと，②肝転移，③LDH高値あるいは尿酸値上昇，④化学療法高感受性，⑤治療前からの腎機能障害，⑥腎毒性のある薬剤での治療，⑦感染，脱水の併存

（Cairo MS，et al：Recommendations for the evaluation of risk and prophylaxis of tumour lysis syndrome（TLS）in adults and children with malignant diseases：an expert TLS panel consensus．Br J Haematol，149(4)：578-586，2010．日本臨床腫瘍学会編：腫瘍崩壊症候群(TLS)診療ガイダンス(第2版)．金原出版，2021を参考に作成）

治療

TLSの予防（表3）

　LTLSの発症，さらにはCTLSの発症を防ぐことが重要であり，TLS発症リスクを予想し適切な予防を行う必要があります．最近は高い抗腫瘍効果を示す治療法が開発されてきているため，疾患，病態，治療法に応じてリスクが上昇する可能性も認識しておきます．基本は補液，尿のアルカリ化，尿酸産生にかかわるプリン体代謝経路抑制薬を投与します．

TLSの治療（表4）

　発症したTLSに対する治療としては，基本的に高リスク群の予防法と同様に，電解質異常や腎不全に対する特異的な治療，尿酸抑制や，状況に応じて血液透析などを行います．

表3 ● TLSの予防

	低リスク	中間リスク	高リスク
モニタリング（治療開始後，最終の化学療法薬投与24時間後まで）	1日1回	8~12時間ごと	頻回(4~6時間ごと)
補液	通常量	大量補液（2,500-3,000mL/m²/day）	大量補液（2,500-3,000mL/m²/day）
高尿酸血症に対する予防	不要（ただし，尿酸値上昇傾向，巨大腫瘍などの場合は予防投与推奨）	アロプリノール（300mg/m²/day分3内服）あるいはフェブキソスタット（1日1回10mgより開始，増量）の投与	―
ラスブリカーゼ投与	―	投与を検討する場合もある	0.1-0.2mg/kg/回を投与
アルカリ化	―	不要	不要だが，炭酸水素ナトリウム投与を考慮する場合も
その他	―	―	高カリウム血症，高リン血症に対する管理．腫瘍量軽減のための治療考慮．Leukocytapheresis/Exchange transfusion.

（日本臨床腫瘍学会編：腫瘍崩壊症候群(TLS)診療ガイダンス(第2版)．金原出版，2021をもとに作成）

表4 ● TLSの治療

モニタリング（治療開始後，最終の化学療法薬投与24時間後まで）	頻回(4~6時間ごと)
補液	大量補液(2,500-3,000mL/m²/day)
高尿酸血症に対する予防	―
ラスブリカーゼ投与	0.1-0.2mg/kg/回を投与
その他	高カリウム血症，高リン血症に対する管理．腎機能代行療法．腫瘍量軽減のための治療考慮．Leukocytapheresis/Exchange transfusion.

（日本臨床腫瘍学会編：腫瘍崩壊症候群(TLS)診療ガイダンス(第2版)．金原出版，2021をもとに作成）

看護における注意点

　水分負荷を行うため，バイタルサインや水分インアウトバランスを慎重にモニタリングする必要があります．また，低ナトリウム血症や頻回のトイレ歩行での転倒に注意しましょう．

　ラスブリカーゼ投与後の血清尿酸値は，冷却したスピッツに採取して迅速に測定する必要があります．

引用・参考文献

1. Cairo MS, et al：Tumour lysis syndrome：new therapeutic strategies and classification．Br J Haematol，127(1)：3-11，2004．
2. Cairo MS, et al：Recommendations for the evaluation of risk and prophylaxis of tumour lysis syndrome (TLS) in adults and children with malignant diseases：an expert TLS panel consensus．Br J Haematol，149(4)：578-586，2010．
3. 日本臨床腫瘍学会編：腫瘍崩壊症候群 (TLS) 診療ガイダンス (第2版)．金原出版，2021．

第2章　抗がん薬の主な副作用

発熱性好中球減少症
Febrile neutropenia：FN

Check

- FNとは，がん化学療法による好中球の減少が原因で起こる37.5℃以上の発熱がある状態です．

- 治療前の評価・対策や発症時の速やかな対応が求められるため，定義を満たしていない場合でも個々の患者の状態や病態を考慮して治療します．

- G-CSF製剤の治療的投与についてはMASCCリスク因子に加え，死亡率や感染合併症，予後不良のなどのリスク因子を併せて検討します．

　がん化学療法により，好中球が減少すると発熱の危険性が高くなります．発熱の原因の1つとして感染症が挙げられますが，感染源や起因微生物が臨床的に同定できる確率は10〜30%と少なく，多くは原因不明です[1]．しかし，このような状態に広域スペクトラムの抗菌薬を速やかに投与することで死亡率が低下することが知られ，発熱性好中球減少症（FN）という病名が提唱されました[2]．

略語
FN
発熱性好中球減少症：
febrile neutropenia

定義

　主要なガイドラインでの定義は様々ですが（**表1**），日本癌治療学会「G-CSF適正使用ガイドライン2013年版Ver.5」では，「腋窩体温37.5℃以上でANC500/μL未満，またはANC1,000/μL未満で48時間以内に500/μL未満を予測できる状態」としています[4]．

略語
ANC
好中球絶対数：absolute neutrophil count

特徴

　好中球減少の程度が高度になるほど重篤な感染症を引き起こす危険性が高まります[5]．好中球減少時には，患者側要因と治療的要因（**表2**）が複雑に重なることで菌血症や肺炎，腸炎などを呈し，その結果，重篤な敗血症や多臓器不全を起こし致命的になる危険があります．そのため，「FNはがん化学療法における『緊急症』である」という認識をもつことが大切です．

　FNによって，入院中の患者のうち9.5%が死亡に至るとの報告もあり[6]，化学療法施行中の患者では治療前の評価・対策や発症時の速やかな対応が求められ

表1 ● 発熱性好中球減少症の定義

	発熱の程度	好中球数の程度
ESMO	腋窩体温＞38℃が1時間以上持続	ANC＜500/μL
IDSA	口腔内体温≧38.3℃ or ≧38.0℃が1時間以上持続	ANC＜500/μL or 48時間以内に≦500/μLを予測できる
NCCN	口腔内体温≧38.3℃ or ≧38.0℃が1時間以上持続	ANC＜500/μL or ANC＜1,000/μLで48時間以内に ≦500/μLを予測できる
CTCAE v5.0	体温≧38.3℃ or ≧38.0℃が1時間以上持続	ANC＜1,000/μL
JSMO	腋窩体温≧37.5℃ or 口腔内体温≧38℃	ANC＜500/μL or ANC＜1,000/μLで48時間以内に ≦500/μLを予測できる
JSCO	腋窩体温≧37.5℃	ANC＜500/μL or ANC＜1,000/μLで48時間以内に ＜500/μLを予測できる

（日本癌治療学会：G-CSF適正使用ガイドライン2013年版ver.5（2018年3月29日公開）を引用・改変　http://jsco-cpg.jp/item/30/index.html）

表2 ● 患者側要因と治療的要因

患者側要因	担がん状態による免疫機能低下，腫瘍による皮膚・粘膜バリア機構の障害，管腔臓器〔消化管，気道，胆管，尿道など〕の通過障害　など
治療的要因	骨髄機能低下，皮膚・粘膜バリア障害，カテーテルなど人工物留置　など

ます．そのため，厳格に定義を満たしていない場合でも個々の患者の状態や病態を考慮して診療にあたることが重要です．

原因

　代表的な治療法のFN発症率は日本癌治療学会「G-CSF適正使用ガイドライン2013年版Ver.5」に記載されているのでそちらをご参照ください．また，FN発症のリスク因子には**表3**にある因子があげられます．

FN重症化リスク評価

　重症化のリスク評価にはMASCCスコアがあります（**表4**）．MASCCリスク評価以外にも**表3**にあるようなリスク因子を合わせ，個別にリスク評価を行うことが重要です．

略語

ESMO
欧州臨床腫瘍学会：European Society for Medical Oncology

IDSA
米国感染症学会：Infectious Disease Society of America

NCCN
全米総合がんセンターネットワーク：National Comprehensive Cancer Network

CTCAE
有害事象共通用語規準：Common Terminology Criteria for Adverse Events

JSMO
日本臨床腫瘍学会：Japanese Society of Medical Oncology

JSCO
日本癌治療学会：Japan Society of Clinical Oncology

MASCC：Multinational Association for Supportive Care in Cancer scoring system

第2章　抗がん薬の主な副作用

表3 ● 発熱性好中球減少症の発症に関するリスク因子

1. 患者年齢65歳以上
2. 前治療として化学療法や放射線療法を有する
3. 好中球減少症や腫瘍の骨髄浸潤を有する
4. FN発症前の合併症がある
   1)好中球減少症　2)感染症や開放創がある　3)直近に手術療法を受けた
5. Performance Statusが悪い
6. 腎機能の低下
7. 肝機能障害特に高ビリルビン血症

(日本癌治療学会：G-CSF適正使用ガイドライン2013年版ver.5(2018年3月29日公開)より引用　http://jsco-cpg.jp/item/30/index.html)

表4 ● Multinational Association for Supportive Care in Cancer (MASCC) スコア

項目	スコア
症状(次の中から1つ選ぶ)	
・症状なし	5
・軽度の症状	5
・中等度の症状	3
低血圧なし	5
慢性閉塞性肺疾患なし	4
固形腫瘍/真菌感染の既往のない血液疾患	4
脱水なし	3
発熱時外来	3
60歳未満	2

スコアは合計26点，21点以上を低リスク症例，20点以下を高リスク症例とし治療にあたる．

(Klastersky J，et al：The Multinational Association for supportive care in cancer risk index：a multinational scoring system for identifying low-risk febrile neutropenic cancer patients. J Clin Oncol，18(16)：3038-3051，2000．MSD connect：キイトルーダ®適正使用ガイド　https://www.msdconnect.jp/products/keytruda/download.xhtml(2021年3月17日検索)より引用)

検査と治療

　発症後は，速やかな抗生物質による治療と同時に適切な検査(**表5**)を実施します．

表5 ● FN発症後に必要な検査

- 全血球計算
- 生化学検査
- 静脈血培養検査(2セット以上)
- 臨床症状を有する臓器や感染巣を疑う臓器の画像検査，培養検査

用語解説

**＊1　エンピリック治療
：empiric ther-apy**
経験的治療とも呼ばれ，診断を確定する前に治療を開始すること．とくに感染症で，病原微生物を同定する前に抗生物質を投与すること．

治療 (図1)

　抗生物質はエンピリック＊1に開始します．
　投与から3〜5日に臨床的再評価を行い，治療方針を調整します．好中球数

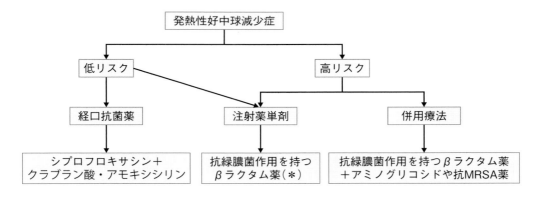

＊：セフェピム，カルバペネム，タゾバクタム・ピペラシリン，セフタジジムなど

図1 ● FNに対する初期治療の概要

減少が遷延する場合は，真菌感染症も考慮する必要があります[3]．

看護の視点

　自宅でのセルフケア，発熱時の対応方法の指導，治療日誌などへの記録方法の確認などを行います．患者とともに好中球減少の時期を把握しておくことも大切です．患者の入院中は，重症化していないかのモニタリングの継続が重要です．

引用・参考文献

1. Freifeld AG，et al：Clinical practice guideline for the use of antimicrobial agents in neutropenic patients with cancer：2010 update by the infectious diseases society of america. Clin Infect Dis，52(4)：e56-93，2011.
2. Klastersky J：Febrile neutropenia. Curr Opin Oncol，5(4)：625-32，1993.
3. 日本臨床腫瘍学会編：発熱性好中球減少症（FN）診療ガイドライン. 南江堂，2012.
4. 日本癌治療学会編：G-CSF適正使用ガイドライン2013年版Ver.5. 金原出版，2018.
5. Bodey GP，et al：Quantitative relationships between circulating leukocytes and infection in patients with acute leukemia. Ann Intern Med，64：328-40，1966.
6. Kuderer NM，et al：Mortality, morbidity, and cost associated with febrile neutropenia in adult cancer patients. Cancer，106：2258-66，2006.
7. Smith Tj，et al：2006 up-date of recommendations for the use of white blood cell growth factors：an evidence-based clinical practice guideline. J Clin Oncol，24：3187，2006.
8. Aapro MS，et al：2010 update of EORTC guidelines for the use of granulocyte-colony stimulating factor to reduce the incidence of chemotherapy-induced febrile neutropenia in adult patients with lymphoproliferative disorders and solid tumours. Eur J Cancer，47：8，2011.
9. NCCN Clinical Practice Guidelines in Oncology-Myeloid growth factors：version 1，2012.
10. MSD connect：キイトルーダ®適正使用ガイド.
https://www.msdconnect.jp/products/keytruda/download.xhtml（2021年3月17日検索）
11. Haim N，et al：The safety of full-dose chemotherapy with secondary prophylactic granulocyte colony stimulating factor (G-CSF) following a prior cycle with febrile neutropenia. Med Oncol，22：229，2005.
12. Kuderer NM，et al：Mortality, morbidity, and cost associated with febrile neutropenia in adult cancer patients. Cancer，106：2258-66，2006.
13. NCCN Clinical Practice Guidelines in Oncology-Myeloid growth factors：version 2.2016

第**2**章　抗がん薬の主な副作用

③ その他の症状

Check

- オンコロジック・エマージェンシーには，ニューモシスチス感染症，消化管穿孔，腸閉塞，血栓・塞栓症，SIADHなどもあげられます．

- 近年では免疫チェックポイント阻害薬による免疫関連有害事象の致命的な副作用にも注意が必要です．

- 免疫関連有害事象の症状はありふれた症状で軽微に呈する場合があるため，患者状態やバイタルサインに注意して，早期発見に努めましょう．

化学療法に関連する，その他のオンコロジック・エマージェンシーは以下のとおりです．

その他のオンコロジック・エマージェンシー

ニューモシスチス感染症

細胞性免疫不全により引き起こされる日和見感染症であり，ステロイド長期使用やmTOR阻害薬，テモゾロミドなどによる，免疫抑制状態での発症に注意が必要です．発症予防と早期診断が重要で，発症時にはST合剤などによる治療を行います．

消化管穿孔

略語
VEGF
血管内皮細胞増殖因子：
vascular endothelial
growth factor

VEGF阻害薬（抗体医薬，チロシンキナーゼ阻害薬）による副作用や，大腸がんなどの原発巣あるいは腹膜播種病変の穿孔です．
腹痛や発熱に関する丁寧な内診，バイタルサインの急激な変動に注意します．治療は抗菌薬投与，絶食補液管理や，手術による加療も行うことがあります．

腸閉塞（腸管運動抑制による麻痺性イレウス）

ビンカアルカロイド系抗がん薬であるビンクリスチン，ビンデシン，ビンブラスチンなどが原因で発症します．高度下痢あるいは便秘の副作用による麻痺性腸閉塞にも注意が必要です．

血栓・塞栓症

がん患者には発症率が高いとされますが，とくにVEGF阻害薬（抗体医薬，チロシンキナーゼ阻害薬），IMiDs（サリドマイド，レナリドミドなど），SERMs（タモキシフェンなど）などの投与時には注意が必要です．

抗利尿ホルモン不適合分泌症候群（SIADH）

ビンクリスチン，シクロホスファミド，シスプラチンなどが誘因と考えられています．倦怠感，食欲不振，意識障害など低ナトリウム血症の症状に注意しましょう．

免疫関連有害事象（irAE）

また，近年では頻度は少ないですが免疫チェックポイント阻害薬による免疫関連有害事象のうち，致命的な副作用にも注意が必要です（**表1**）．

免疫関連有害事象では，好発期間が広く，倦怠感，発熱など，抗がん薬治療中にありふれた症状で軽微に呈することがあるため，患者状態やバイタルサインに注意し，早期発見に努めましょう．

略語

IMiDs
免疫調節薬：immuno-modulatory imide drugs

SERMs
選択的エストロゲン受容体モジュレーター：selective estrogen receptor modulators

SIADH
抗利尿ホルモン不適合分泌症候群：syndrome of inappropriate secretion of antidiuretic hormone

irAE
免疫関連有害事象：immune-related adverse events

第**2**章　抗がん薬の主な副作用

引用・参考文献

1. MSD connect：キイトルーダ®適正使用ガイド．
   https://www.msdconnect.jp/products/keytruda/download.xhtml（2021年3月17日検索）
2. 臨床医マニュアル編集委員会編：臨床医マニュアル（第5版）．医歯薬出版，2016．
3. Hapani S, et al：Risk of gastrointestinal perforation in patients with cancer treated with bevacizumab：a meta-analysis. Lancet Oncol, 10(6)：559-568, 2009.
4. Saif MW, et al：Gastrointestinal perforation due to bevacizumab in colorectal cancer. Ann Surg Oncol, 14(6)：1860-1869, 2007.
5. 日本腹部救急医学会編：日本腹部救急医学会雑誌，31(3)：2011．
6. Lyman GH, et al：Venous thromboembolism prophylaxis and treatment in patients with cancer：American Society of Clinical Oncology clinical practice guideline update. J Clin Oncol, 31(17)：2189-2204, 2013.
7. 日本薬学会：ミニ特集 悪性腫瘍に対する免疫チェックポイント阻害薬の有用性と問題点を考える．ファルマシア，53(10)：958-978, 2017．
8. 菊池教大ほか：肺腺癌放射線化学療法中に急速に抗利尿ホルモン分泌異常症候群を来した1例．癌と化学療法，39(11)：1711-1714, 2012.

表1 ● 注意すべき免疫関連有害事象と症状

免疫関連有害事象	Grade3以上（%）：単独投与時	主な症状
間質性肺疾患	1.7	呼吸苦，空咳，発熱
重症筋無力症	0.1	筋力低下，筋肉の疲労感，眼瞼下垂，呼吸困難，嚥下困難，複視，呂律が回らない，
筋炎		脱力感，発熱，嚥下困難，呼吸苦，発疹，筋肉痛
横紋筋融解症		手足・肩・腰・その他の筋肉痛，手足のしびれ，手足の脱力感，こわばり，全身倦怠感，赤褐色尿
脳炎 髄膜炎	0.1	発熱（40℃程度の高熱），頭痛，嘔気，項部硬直，意識薄明，意識低下，意識混乱，物がみえにくい，倦怠感，易疲労感，思考低下，食欲不振，判断力低下，血圧低下，無月経，性欲減退，体温低下，皮膚乾燥，口渇，多飲，尿量増加
心筋炎	0.1	倦怠感，発熱，吐き気，嘔吐，呼吸苦，息切れ，動悸，胸痛，起座呼吸
大腸炎 重度の下痢	3.1	排便回数の増加，腹痛を伴う下痢，粘液便または血便，全身状態の低下（食欲低下や全身倦怠感など）
I型糖尿病	0.3	高血糖症状（口渇，多飲，多尿），体重減少，全身倦怠感，意識障害
甲状腺機能障害	0.2	眼瞼浮腫，寒がり，倦怠感，脱力感，易疲労性，体重増加，こむら返り，便秘，びまん性甲状腺腫大，徐脈，皮膚乾燥，低体温，全身性浮腫，動作緩慢，しゃべり方が遅い，記憶力低下，嗄声，傾眠，抑うつ
副腎機能障害	0.3	**原発性**：易疲労感，脱力感，倦怠感，精神異常，嘔吐，嘔気，食欲不振，血圧低下，発熱，低血糖症状，関節痛，色素沈着（歯肉，関節，手掌皮溝，爪床，乳輪，手術痕などに顕著） **続発性**：易疲労感，脱力感，食欲不振，体重減少，消化器症状，血圧低下，精神異常，発熱，関節痛
肝機能障害 肝炎	4.9	倦怠感，悪心，嘔吐，黄疸，かゆみ，皮疹，意識障害
腎機能障害	0.9	**腎不全**：むくみ，頭痛，口渇，吐き気，食欲低下，乏尿，無尿，血圧上昇 **急性尿細管間質性腎炎**：発熱，発疹，関節痛，腰痛，頭痛，多尿，頻尿
重篤な皮膚障害	0.2	発熱，倦怠感，全身に赤い斑点や水疱，まぶたや眼の充血，粘膜炎（口内炎，唇や口内のただれ・陰部の痛み），排尿時痛
血液障害（免疫性血小板減少性紫斑病：ITP，溶血性貧血）	0	皮下出血（点状出血または紫斑），歯肉出血，鼻出血，下血，血尿，頭蓋内出血 **貧血**：息切れ，動悸，倦怠感，顔色が悪い，立ちくらみ **黄疸**：皮膚や白目が黄色くなる，皮膚のかゆみ，尿色が濃い **脾腫**：腹部や背中の痛みや腫れ，胃の圧迫感
敗血症	—	さむけ，ふるえを伴う急激な高熱がでる，関節の痛み，筋肉の痛み
眼症状	0.1未満	眼痛，視力低下，霧視，充血，羞明，飛蚊症，流涙

（MSD connect：キイトルーダ®適正使用ガイド　https://www.msdconnect.jp/products/keytruda/download.xhtml（2021年3月17日検索）を参考に作成）

略語
ITP
特発性血小板減少性紫斑病：idiopathic thrombocytopenic purpura

第 3 章

抗がん薬の
管理・調製

Contents

1. 抗がん薬の毒性と曝露対策

Clinical Nursing Skills | Cancer Chemotherapy Nursing

Check

● 抗がん薬は，がんの増殖を抑える効果がある一方で健康な人にとっては有害であるため，取り扱いは慎重に行い，曝露による健康への悪影響を最小限にするよう取り組む必要があります．

● 抗がん薬調製室では室内の空気が外へ流れ出ないよう，室内を陰圧に保つようにします．

● 抗がん薬を調製・投与する際にCSTDを用いることで，抗がん薬による汚染を低減することができます．

抗がん薬の毒性

　抗がん薬は，がん患者にとってはがんの増殖を抑える効果がある一方で，医療従事者が抗がん薬に曝露すると健康への有害な影響が起こることが知られています．このように医療従事者にも危険がある薬品は，国際的には危険薬（HD）と位置付けられ，わが国でも曝露対策に関するガイドラインが作成されています[1]．

　HDへの曝露による急性症状として悪心・嘔吐，頭痛，めまいなどが，長期的な影響としては二次がんの発生や生殖への影響（流産，先天性奇形，不妊など）が報告されています（**表1**）．そのため，抗がん薬の取り扱いは慎重に行い，抗

略語
HD
危険薬：hazardous drugs

表1 ● HDの職業性曝露による有害な健康影響

急性症状	
過敏反応	喘息発作，皮疹・眼の刺激など
皮膚・粘膜反応	皮膚刺激，接触性皮膚炎，咽頭痛，脱毛など
消化器症状	食欲不振，悪心，嘔吐，下痢，便秘など
循環器症状	息切れ，不整脈，末梢浮腫，胸痛，高血圧など
呼吸器症状	咳嗽，呼吸困難など
神経症状	頭痛，めまい，不眠，意識消失など
長期的な影響	
悪性腫瘍	白血病，非ホジキンリンパ腫，膀胱がん，肝臓がんなど
生殖への影響	不妊症，妊娠までの期間延長，早産，低出生体重，子宮外妊娠，流産，死産，子供の学習障害

(Polovich M，Olsen M M：Safe Handling of Hazardous Drugs，3rd ed，p.16-17，The Oncology Nursing Society，2017を参考に作成)

がん薬への曝露による健康への悪影響を最小限にするよう取り組む必要があります.

抗がん薬の曝露対策

曝露対策

　抗がん薬への曝露対策として，ヒエラルキーコントロールという考え方があります（**図1**）．ヒエラルキーコントロールとは対策を5つの階層に分けたもので，効果が高い上層から順に実施することで可能な限り徹底した曝露対策を行うことを目的としたものです．個人防護具（PPE）や生物学的安全キャビネット（BSC），閉鎖式薬物移送システム（CSTD）を適切に使用することで，抗がん薬への曝露を限りなくゼロに近づけるよう取り組む必要があります.

略語

PPE
個人防護具：personal protective equipment

BSC
生物学的安全キャビネット：biological safety cabinet

CSTD
閉鎖式薬物移送システム：closed system drug transfer device

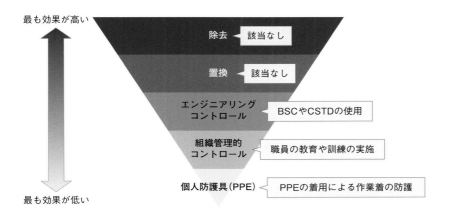

図1 ● 抗がん薬曝露対策のヒエラルキーコントロール

(U.S. DEPARTMENT OF LABOR：Recommended Practices for Safety and Health Programsを参考に作成
https://www.osha.gov/sites/default/files/OSHA3885.pdf（2021年6月1日検索）)

PPE（個人防護具）（図2）

　PPEには手袋，ガウン，眼・顔面防護具（サージカルマスク・フェイスシールド等），呼吸器防護具（N95マスク）などがあり，業務や作業内容によってそれぞれ必要となるPPE（**表2**）を適切に使用することが求められます．**表2**にある通り，抗がん薬の調製者だけでなく，抗がん薬の取り揃えや運搬を行う者も手袋などのPPEを着用することが推奨されています.

ガウン

　抗がん薬が飛散し，皮膚や衣服へ付着することを防止するために着用します．ディスポーザブル製品で，前面と両腕に薬剤不透過処理が施されており，後ろ開き，長袖（袖が絞られているもの）のものを使用しましょう.

第3章 抗がん薬の管理・調製

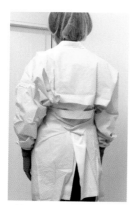

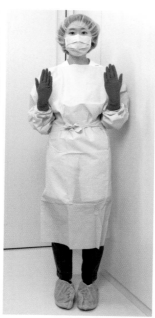

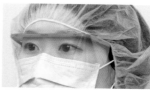

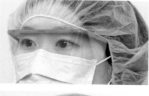

保護メガネを着用

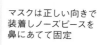

キャップは毛髪全てが
収まるように被る

マスクは正しい向きで
装着しノーズピースを
鼻にあてて固定

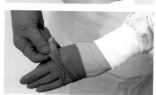

手袋は２重に着用
内側(ピンク)はガウンの
袖の内側
外側(ムラサキ)はガウン
の袖の外側

ガウンは後ろ開きのものを
使用する

図2 ● PPEの着用

Check out
the video below!

抗がん薬調製室
入室準備

HD取り扱い区域で使用したガウンを着用したまま別の区域に出ないよう，注意してください．

手袋

抗がん薬の皮膚への接触を防止するために着用します．素材はニトリル製，ラテックス製，クロロプレン製で，パウダーフリーのものを使用します．抗がん薬調製時は手袋を二重にして使用し，内側の手袋はガウンの袖の内側に入れ，外側の手袋はガウンの袖を覆うように着用します．二重手袋にすることで，手袋を外す際の皮膚の汚染を防護することができます．少なくとも外側の手袋は薬剤不透過性のものを用いるようにします．手袋が破損したり，抗がん薬で汚染された場合は直ちに新しい手袋に交換しましょう．

サージカルマスク

抗がん薬が飛散し，顔面の皮膚・粘膜へ接触することを防止するために着用します．表裏を確認しプリーツが下向きになるように正しく装着し，ノーズピースを鼻に当て固定します．

保護メガネ

抗がん薬の飛散から目を保護するために使用します．眼鏡を使用している場合でも，保護メガネを着用します．

表2 ● HD取り扱い作業に必要なPPE

剤型		業務	手袋 ◎二重 ○一重	ガウン	眼・顔面防護具（フェイスシールド，ゴーグル，サージカルマスク）	呼吸器防護具
注射剤		取り揃え	○	×	×	×
		調製・鑑査	◎	○	○	×*1
		投与（静脈内，皮下，筋肉内）	◎	○	×*2	×*2
		投与（腔内，動脈内）	◎	○	×*2	×*2
経口剤	錠剤カプセル	計数調剤（取り揃え）	○	×	×	×
		内服介助	○*3	×	×	×
		簡易懸濁法・経管注入	◎	○	○	○
	散剤	計量調剤	◎	○	○	○
		内服介助	◎	○	○	○
	液体	内服介助	◎	○	患者が吐き出す可能性がある場合には○	×
		経管注入	◎	○	○	○
軟膏		計数調剤（取り揃え）	○	×	×	×
		塗布	◎	○	×	×
坐剤		計数調剤（取り揃え）	○	×	×	×
		挿入	◎	×	×	×
すべて		納品，開封，配置	○	×	×	×
		運搬	○	×	×	×
		HD汚染後の廃棄	◎	○	飛散が起こる可能性がある場合には○	×

○：必要　×：通常は不要
＊1 適切な調製手技，BSCやアイソレーター，CSTDの使用を前提とする．
＊2 CSTD使用時は不要だが，CSTDを使用できない場合には飛散や吸入のリスクがあるため必要である．
＊3 薬剤には直接触れないように扱う．薬剤に直接触れなくてはならない場合には二重手袋が必要である．

（日本がん看護学会ほか編：がん薬物療法における職業性曝露対策ガイドライン2019年版（第2版）．p.41，金原出版，2019より引用）

キャップ

　抗がん薬が飛散して頭髪に付着するのを防ぐため，また，抗がん薬調製室内に毛髪が落ちるのを防ぐために着用します．着用時は毛髪が全てキャップ内に収まるようにし，ディスポーザブル製品を使用します．

調製環境

　抗がん薬の調製は，周囲から隔てられた専用の部屋（以下，抗がん薬調製室）で行います．抗がん薬調製室の空気が室外へ流れ出ないよう，室内は陰圧に保つようにします．

前室（図3）

　前室で手洗いを行い，着替えを行ってから抗がん薬調製室へ入室します．抗がん薬調製室への微生物や微粒子の侵入を避け，抗がん薬による汚染を他のエ

リアへ持ち出すことを避けるためにも設置することが望ましいです.

エアーシャワー（図4）

略語
HEPAフィルター
高性能微粒子捕集フィルター：high efficiency particulate air filter

エアーシャワーとは，高性能微粒子捕集フィルター（HEPAフィルター）で清浄化された高速ジェットエアーを人や搬入物の表面に当てて，付着した塵埃を取り除く装置であり，抗がん薬調製室の出入り口に設置されています.

抗がん薬調製室への入退室の際にエアーシャワーを通ることで，ガウンなどの表面に付着した塵埃や細菌を物理的に除去します.

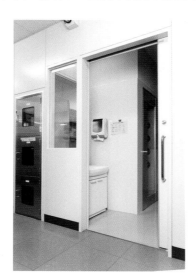

図3 ● 前室

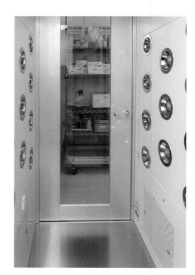

図4 ● エアーシャワー

生物学的安全キャビネット（BSC）（図5）

抗がん薬の調製は，微生物や微粒子の混入・汚染を防ぐために無菌的な環境で行う必要があります. また，抗がん薬による作業環境の汚染と，調製者の抗がん薬への曝露を防ぐことも重要です. そのため，抗がん薬調製室にはBSCが設置されており，その中で抗がん薬の調製を行います. BSCにはクラスⅠ，Ⅱ，Ⅲの3種類があり（表3），クラスⅡはさらにタイプA1，A2，B1，B2の4種類に分類されます（表4）.

クラスⅠはキャビネット内に調製室内の空気が流入するため，無菌環境を保つことができず抗がん薬の調製には向いていません. クラスⅡのタイプA1，A2は室内排気，B1は室外排気ですが一部空気の循環があるため，100%室外排気されるタイプB2が抗がん薬調製での使用に推奨されています. クラスⅢは完全密閉式になっており，高度の危険性をもつ生物材料を取り扱うことが可能な構造となっていますが，操作性が制限されます.

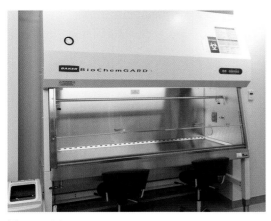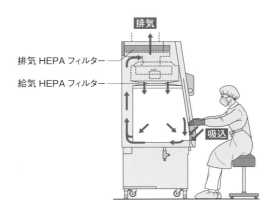

図5 ● BSC

表3 ● BSCのクラス分類

	クラス I	クラス II	クラス III
作業者への被曝・感染防止	○	○	○
無菌操作	×	○	○

表4 ● BSCクラス II のタイプ分類

	クラス II			
	タイプA1	タイプA2	タイプB1	タイプB2
使用目的	生物材料および不揮発性有害物質の取り扱い（少量の揮発性物質・ガスの取り扱いを含む）		生物材料および相当量の揮発性有害物質の取り扱い	
気流方式	一部循環　一部排気		完全排気	
排気方法	室内排気		室外排気	

パスボックス（図6）

　二重ドア付きの箱型の装置で，抗がん薬調製室への物品の搬入・搬出を行う際に利用します.

　二つのドアは同時に開放できない構造となっており，抗がん薬調製室内の空気と外気を遮断するエアーロック機能を有しています. 複数段あるパスボックスの場合は，搬入専用，搬出専用のボックスをそれぞれ決めて使用します. パスボックスを利用して薬剤などを搬入する時は，外包装を外して搬入することで，抗がん薬調製室内への汚染の持ち込みを減少できます. 廃棄物を搬出する時は，汚染を拡散しないよう密封した状態で搬出します.

流し台（図7）

　抗がん薬調製中のバイアル破損や調製操作ミスなどにより，抗がん薬が身体に付着したとき，ただちに洗浄できるように，抗がん薬調製室内もしくは前室などには流し台が設置してあります．

　抗がん薬が眼に付着した場合，ただちに洗浄できるように，流し台には洗眼器具も設置されていることが多いです．

Point　● 万が一薬剤が漏れた場合に備えてスピルキットを準備しておく（図8）．

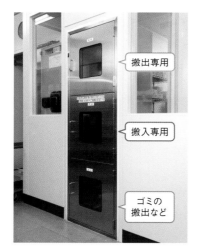

図6 ● パスボックス

搬出専用
搬入専用
ゴミの搬出など

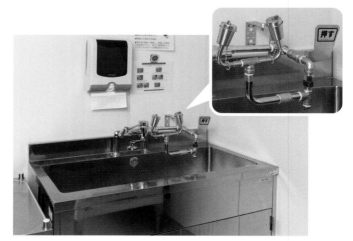

図7 ● 流し台と洗眼器具

押す

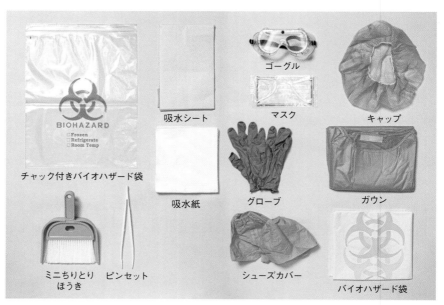

BIOHAZARD
□Frozen
□Refrigerate
□Room Temp

チャック付きバイオハザード袋

吸水シート

吸水紙

ゴーグル

マスク

グローブ

キャップ

ガウン

ミニちりとり
ほうき

ピンセット

シューズカバー

バイオハザード袋

図8 ● スピルキット

閉鎖式薬物移送システム（CSTD）

　CSTDとは，外部の汚染物質がシステム内に混入することを防ぐと同時に，液状あるいは気化，エアロゾル化された薬剤がシステム外へ漏出することを防ぐ構造を有する器具のことです（**図9**）．抗がん薬を調製・投与する際にCSTDを用いることで，抗がん薬による汚染を低減することができます．抗がん薬による職業性曝露を防ぐために，抗がん薬の調製および投与時にはCSTDを使用することが推奨されており，現在各メーカーから様々なCSTDが発売されています（**表5**）．

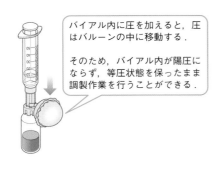
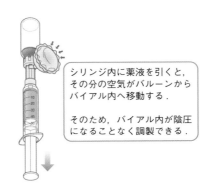

図9 ● CSTD

表5 ● 国内で発売されている主なCSTD

メーカー	製品名
株式会社ジェイ・エム・エス	ネオシールド®
テルモ株式会社	ケモセーフロック™
株式会社トーショー	エクアシールド®
ニプロ株式会社	ChemoCLAVE®
日本ベクトン・ディッキンソン株式会社	BDファシール™システム

引用・参考文献

1.　日本がん看護学会ほか編：がん薬物療法における職業性曝露対策ガイドライン2019年版（第2版）．金原出版，2019.

2. 抗がん薬の管理，保管，搬送

Check

- 抗がん薬は容器が破損した場合の危険性が高いため，専用の保管スペースを設けるなど慎重に取り扱う必要があります．

- 抗がん薬は調製後，遮光の必要の有無を確認し，できるだけ速やかに使用することが望ましいです．

- 調製済みの抗がん薬は，1薬剤につき1袋のチャック付きビニール袋に入れて密閉保管し，搬送しましょう．

抗がん薬の管理

　抗がん薬は，他の製剤に比べ容器が破損した場合の危険性が高く，慎重に取り扱う必要があります．できる限り専用の保管スペースを設け，落下などの恐れのない安全な場所に保管します（**図1**）．

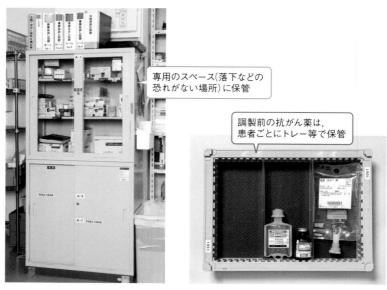

専用のスペース（落下などの恐れがない場所）に保管

調製前の抗がん薬は，患者ごとにトレー等で保管

図1 ● 抗がん薬の保管

表1 ● 調製後に安定性が担保できる時間が短い抗がん薬

一般名（商品名）	溶解・希釈	濃度	保存条件	安定性が確認されている時間
アザシチジン（ビダーザ®）	溶解：注射用水 希釈：生理食塩液	ー	室温，散光*	1時間
アムルビシン（カルセド®）	生理食塩液または5%ブドウ糖注射液	10mg/mL	25℃，散光	3時間
ベンダムスチン（トレアキシン®）	溶解：注射用水 希釈：生理食塩液	0.4mg/mL	25℃，散光	3時間
メルファラン（アルケラン®）	溶解：専用溶解液 希釈：生理食塩液	0.45mg/mL	室温，散光	1.5時間
ラニムスチン（サイメリン®）	生理食塩液または5%ブドウ糖注射液	0.2mg/mL	室温，散光	3時間

＊：すりガラス，乳白ガラスなどを通った光．乱反射するため方向が定まらず影ができない．

調製済み抗がん薬の保管

　抗がん薬の中には，調製後に温度や光などの影響を受けて時間の経過とともに含有率が低下するものや，不純物を生成するため，調製後に安定性を維持できる時間が短いものがあります（**表1**）．

　そのため，抗がん薬の調製後は，できるだけ速やかに使用することが望ましいです．また，光に不安定で調製後〜投与中に遮光の必要がある薬品もあるため，投与時には必ず確認しましょう．

調製済み抗がん薬の搬送

　搬送中に抗がん薬の容器が破損した場合，環境，医薬品自体，そして搬送している医療従事者が抗がん薬によって汚染される恐れがあります．そのため，調製済みの抗がん薬は，1薬剤につき1袋のチャック付きビニール袋に入れて密閉保管し，搬送しましょう（**図2**）．

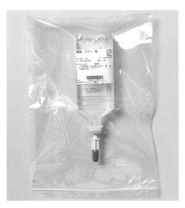

図2 ● 調製済み抗がん薬の搬送

3. 注射用抗がん薬の調製手順

Check

- 抗がん薬の調製は，調製者の安全を確保しながら無菌的かつ正確に行うことが求められます．

- CSTDは，抗がん薬調製時の曝露を抑えられるだけでなく輸液ボトル表面への抗がん薬の付着も抑えられるため，患者へ投与する際の曝露予防にもつながります．

- 調製した薬剤は搬送時の破損・流出のリスクを考慮し，チャック付きビニール袋に入れて払い出します．

　抗がん薬への直接接触や霧状粒子の吸入により，医療従事者が皮膚炎等を発症するのみならず，繰り返しの曝露により発がんの危険性があることが報告されています．そのため抗がん薬の調製は，医療従事者自身に及ぼす影響を考慮し，調製者の安全を確保しながら，無菌的かつ正確に行うことが求められます．抗がん薬を調製するうえで，正しい抗がん薬の取り扱いの知識を取得するために，具体的な調製手技について解説していきます．

調製準備

Check out
the video below!

抗がん薬調製準備

必要物品

- PPE（ガウン，サージカルマスク，保護メガネ，キャップ，二重手袋）
- 消毒用アルコール
- 作業用シート
- シリンジ
- 注射針（18〜21G）
- アルコール綿
- チャック付きビニール袋
- 滅菌シール

1 **PPEの装着**

　調製時に必要なPPE（ガウン，サージカルマスク，保護メガネ，キャップ，二重手袋）を着用します（PPEの装着についてはp.141〜143参照）．

2 BSCの稼働，内部の準備

BSCの予備動作終了後，内部を消毒用アルコールで清拭し，BSCの通気口を塞がないように作業用シートを敷きます（図1）.

Point

● BSC内における操作上の注意
  ・混注作業はフードより10cm以上内側で行う.
  ・作業面の吸込スリットの上にはものを置かない.
  ・BSC内に多くの器具類を持ち込むと気流を乱すおそれがあるため，持ち込む注射針，シリンジ，溶解液等は必要最小限の数量にする.

3 必要な器具，薬剤の準備

調製作業に必要な薬剤および器具をBSC内に入れ，調製に必要なシリンジおよび注射針を選び，組み立てます（図2）.

Point

● 調製中に注射針が外れ薬液が漏れ出る可能性があるため，シリンジはルアーロック付きを用いる.
● 注射針はシリンジ内が高圧になることを避けるため，18〜21Gを用いる.
● シリンジと注射針を包装から取り出し接続する際，シリンジの筒先と注射針の針基（接続部分）を汚染しないように注意する.

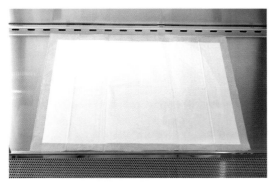

図1 ● BSC内に作業用シートを敷く

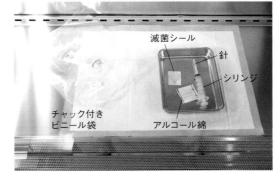

図2 ● 必要物品の準備

（図中ラベル：減菌シール，針，シリンジ，チャック付きビニール袋，アルコール綿）

薬液の算出方法

抗がん薬の投与量が端数で指示された場合はあらかじめ薬液の採取量を算出する必要があります．以下に算出方法について解説します.

液体製剤の場合の算出方法

1 濃度（【A】mg/mL）を算出します（【B】mg＝薬液量，【C】mL＝溶解液量）
  【A】mg/mL＝【B】mg÷【C】mL
2 採取量（XmL）を算出します（【D】mg＝投与量）
  XmL＝【D】mg÷【A】mg/mL

●例：フルオロウラシル注を750mg投与する場合
（1バイアルあたり1,000mg/20mLの製剤）
①【A】mg/mL＝1,000mg÷20mL＝50mg/mL
②XmL＝750mg÷50mg/mL＝15mL

粉末，凍結乾燥品（用時溶解して用いる注射剤）の場合の算出方法

単バイアルの場合

1 濃度（【A】mg/mL）を算出します

【A】mg/mL＝【B】mg÷【C】mL

●この場合，【C】＝溶解液量は薬剤毎に決められた量となる（添付文書等を確認）

2 採取量（XmL）を算出します

XmL＝【D】mg÷【A】mg/mL

●例：ゲムシタビン注を800mg投与する場合
1,000mgバイアルあたり，25mLの生理食塩液で溶解する
【A】mg/mL＝1,000mg÷25mL＝40mg/mL
XmL＝800mg÷40mg/mL＝20mL

複数バイアルの場合

あらかじめ全てのバイアルに溶解液を注入してから採取します．

1 端数を採取するためのバイアル【E】には決められた正確な溶解液量を注入します

2 全量採取するバイアル【F】・【G】については溶解に十分な量の溶解液を注入します

3 正確な溶解液量を注入したバイアル【E】から端数を正確に採取します

4 以後，バイアル【F】・【G】から全量採取します

●例：ゲムシタビン注を1,300mg投与する場合
①200mgバイアル【E】を正確に測り取った生理食塩液5mLで溶解する
②もう一つの200mgバイアル【F】は5mL以上，1,000mgバイアル【G】は25mL以上の生理食塩液で溶解する
③正確に5mLで溶解したバイアル【E】から2.5mLを採取する
④以後，バイアル【F】・【G】から全量採取する

Check out
the video below!

溶解液採取の手順

溶解液採取の手順

1 溶解液の用意（図3）

溶解液の指定がない場合，希釈液の一部を溶解液として利用します．抗がん薬

の種類により，専用の溶解液が指定されている場合もあるので確認しましょう．

Point
● 溶解液：粉末，または凍結乾燥品の薬剤等を溶解するために使用する薬剤
● 希釈液：液体の薬剤，または溶解して液体とした薬剤を，投与に適した濃度にするために使用する薬剤

2 溶解液のゴム栓の消毒

溶解液バイアルもしくはボトルのゴム栓部をアルコール綿で清拭します．アンプルの場合はアンプル頸部をアルコール綿で清拭します．

3 シリンジの準備（図4）

採取する薬液量が最大容量の3/4を超えないようにシリンジを選択します．

Point
● 薬液量に対してシリンジの容量が大きすぎると，採取する際に誤差が大きくなってしまうので，適切な容量のシリンジを選択する．

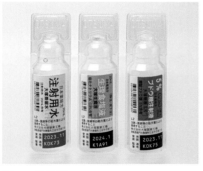

図3 ● 溶解液
左から注射用水，溶解生食，ブドウ糖液
（いずれも20mL）

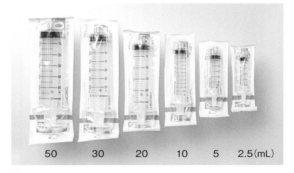

図4 ● シリンジ

4 溶解液の抜き取り

バイアルやハードボトルから溶解液を抜き取る場合，あらかじめシリンジ内にエアーを入れておきます．ただし，ソフトバッグやアンプルからの採取，もしくは少量の採取量の場合は省略しても問題ありません．

Point
● バイアルから正確な液量を採取するためには，採取する溶解液量よりも少なめのエアーを入れておくと作業がしやすい．

溶解液量に指定がある場合は，その指定に従います．特に指定がない場合は，溶解するのに十分な量を採取します．端数を測り取る際は，溶解するのに十分かつ計算しやすい量を正確に採取します．

第3章 抗がん薬の管理・調製

Check out
the video below!

アンプル製剤の取り扱い

アンプル製剤の取り扱い（図5）

1　薬液をアンプル胴部に集める（図6）

アンプル頭部に薬液が残っている場合，必ずアンプルカットする前に薬液を胴部に落とします．

Point
- 少量の薬液が残ってしまう場合は軽く叩く，もしくはアンプル頭部内を薬液で満たし頭部を持って円を描くように回転させる，などの方法がある．
- 上記の方法をとった場合は，アンプル内壁に付着している薬液をできるだけ胴部に戻すために1〜2分静置する．

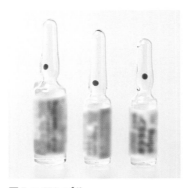

図5 ● アンプル

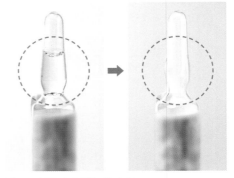

図6 ● 薬液を胴部に集める

2　アンプルをカットする（図7）

アンプルの頸部をアルコール綿で清拭し，ワンポイントマークの反対方向に折ります．

カット後のアンプル内には10〜20μm程度の微小なガラス片が混入しているため，ガラス片を底面に沈降させるために約10秒間静置します．

3　アンプルからの薬液採取

微小なガラス片の混入を防ぐため，濾過フィルターやフィルター付き注射針（図8）の使用が推奨されます．フィルターを使用できない場合は，アンプルを傾けて肩部より薬液を採取し，底部薬液を採取しないようにします．

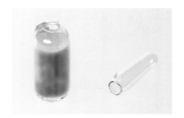

図7 ● カットしたアンプル

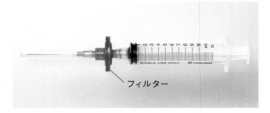

フィルター

図8 ● フィルター付き注射針

バイアル製剤の取り扱い（図9）

Check out
the video below!

バイアル製剤の取り扱い

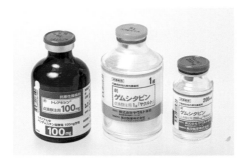

図9 ● バイアル

1 溶解液を注入する

　注射針はゴム栓の指定位置に，ゴム栓部に垂直かつゆっくりと刺します．プランジャーを押し込むとバイアル内が陽圧になってしまうため，プランジャーを引き，バイアル内の陰圧を保つようにします．圧力差にまかせる形で，溶解液をバイアル内壁に伝わせて泡立てないようにゆっくりと注入します．

2 溶解

　溶解性の良い薬剤の場合はバイアルに針を刺したまま，バイアルとシリンジをしっかりと固定し，振とうして溶解します．

Check out
the video below!

薬液が溶解しづらい場合

Point

● 溶解性の悪い薬剤の場合は注射針を抜いてから振とうしてもよい．
● ただし，その場合はバイアル内のエアーを抜き，バイアル内を陰圧に保った状態で注射針を抜く．

3 バイアルからの薬液採取

①あらかじめ，採取予定量より若干少なめのエアーをシリンジ内に入れておきます．

②バイアルのゴム栓を消毒し，指定位置に注射針を刺します．

Point

● 前回の針刺し跡がある場合には，その付近を避けた適切な位置に刺す（図10）．

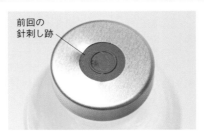

図10 ● 前回の針刺し跡があるバイアル

前回の
針刺し跡

③少量の薬液をシリンジ内に引きます.

④引いた分のエアーを圧力差に任せてバイアル内に戻します.

● 泡立ちやすい薬液の場合は針先を液面から出してエアーを戻す.

⑤薬液を採取します.

● バイアル内の薬液を一部採取する場合には,シリンジ内に気泡が残らない状態で計量しながら採取する.
● バイアル内の薬液をすべて採取する場合には,バイアルポケットなどに溜まった薬液もできるだけ残さずに採取する.

⑥バイアル内をやや陰圧に保ち注射針を抜きます.

薬液量の確認・希釈

1 薬液量の確認

シリンジ内に気泡や余分なエアーがないか確認します(**図11**).

● 気泡がある場合にはシリンジ側面を指で叩いて気泡をシリンジ先端に集める.
● 先端に気泡が集まったら,薬液を噴出させないように注意しながら排出し,シリンジに採取した薬液の種類と量が指示されたものと一致しているか確認する.

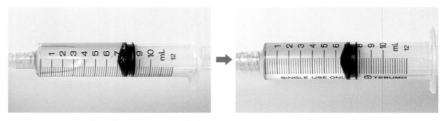

図11 ● シリンジ内の余分なエアーを排出

2 希釈

①輸液バッグ(**図12**)のゴム栓部をアルコール綿で清拭します.

②輸液バッグのゴム栓部に針を垂直に刺し,薬液を注入します.

● ソフトバッグに薬液を注入する場合,もしくは少量の薬液の場合,圧力差は生じないので,エアーを抜く必要はない.
● ボトルタイプの容器に薬液を注入する場合は,注入した薬液と同程度の空気をボトル・バッグから吸引し,内圧を調整する.
● 泡立ちやすい薬剤の場合には,ボトルの内壁を伝わらせるように注入する.

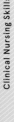

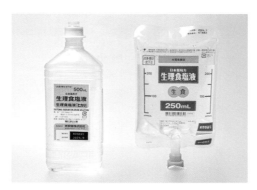

図12 ● 輸液バッグ（ボトルタイプ，ソフトバッグ）

③ 抜針，希釈終了（図13）

　注射針内に残った薬液が漏出する可能性があるため，エアーを吸引してから
注射針を抜き，輸液バッグのゴム栓部をアルコール綿で清拭してから滅菌シー
ルを貼付します.

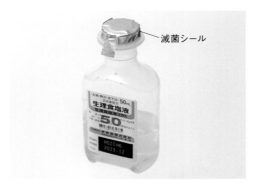

図13 ● 調製の済んだボトル

CSTDを使用した調製

　通常の調製手技は，抗がん薬による曝露汚染対策として有効ですが，調製者
の手技によるところが大きく，十分な技術を持っていてもリスクを完全に抑え
ることはできません.

　そのため，抗がん薬の調製にはCSTDの使用が推奨されています. CSTDは
抗がん薬調製時の曝露を抑えられるだけでなく，輸液ボトル表面への抗がん薬
の付着も抑えられるため，結果的に患者へ投与する際の曝露予防にもつながり
ます. ただし，CSTDの安全性・操作性は製品によって異なるため，製品ごとの
機能や構造の違いに留意しましょう.

　本項では，当院で採用されているテルモ社のケモセーフロック™を用いた調
製方法を解説します.

Check out
the video below!

ケモセーフロック™を
用いた調製手順

ケモセーフロック™を用いた調製手順

必要物品（図14）

● ケモセーフロック™バッグスパイク　● バイアル
● ケモセーフロック™コネクター　● シリンジ
● ケモセーフロック™バイアルアダプター　● 輸液バッグ

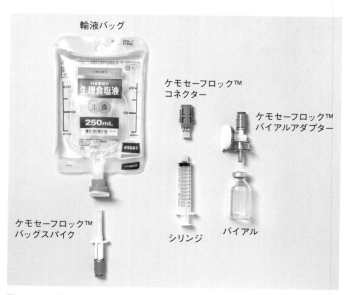

図14 ● 調製に必要な物品

手順

1. バッグスパイクを輸液バッグのゴム栓に刺します
2. シリンジにコネクター（オス）を確実に接続します
3. バイアルアダプターをバイアルのゴム栓に刺します
4. バイアルアダプターのバルーン部分のカバーを外します
5. 輸液バッグに刺したバッグスパイクとシリンジに接続したコネクター（オス）を接続し，溶解液を採取します
6. バイアルに刺したバイアルアダプターとシリンジに接続したコネクター（オス）を接続し，溶解液を注入します
7. バイアルを振って薬剤を溶解します
8. バイアルを逆さにし，シリンジに必要分の薬液を採取します
9. 薬液の入ったシリンジのコネクター（オス）と輸液バッグのバッグスパイクを接続し，薬液を混注します
10. 調製終了

ケモセーフロック™を用いた投与手順

必要物品（図15）

Check out
the video below!

ケモセーフロック™を
用いた投与準備

- ● ケモセーフロック™バッグスパイク　● 輸液バッグ
- ● ケモセーフロック™輸液セット

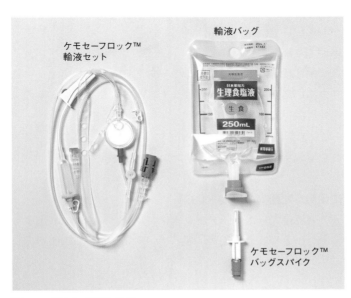

図15 ● 投与に必要な物品

手順

1. 制吐薬などの前投与薬を調製します
2. 輸液バッグのゴム栓にバッグスパイクを刺します
3. 輸液セットのコネクターを輸液バッグのバッグスパイクに接続し，プライミングを行います
4. 患者側のルートと接続し，投与を開始します

ケモセーフロック™を用いた保管・搬送

　薬液注入後，輸液バッグスパイクの接続部をアルコール綿で拭き取り，CSTDを用いて調製した場合であっても，搬送の際は曝露防止のためにチャック付きビニール袋に入れて払い出します．

　CSTDであっても器具接続部に薬剤が付着することが報告されているため，調製後は接続部の拭き取りをすることが望ましいです．

作業終了後の流れ

1 調製後の監査

調製者と異なるスタッフが処方箋の記載内容，薬品名，残液量，空バイアル数，空アンプル数および調製薬剤の外観と異物混入等の監査を行います．

ラベルの内容も十分に確認して輸液ボトルにラベルが間違いなく貼付されていることを確認します．

2 搬送準備（図16）

調製した薬剤は搬送時の破損・流出のリスクを考慮し，チャック付きビニール袋に入れて払い出します．その際に，光に不安定な薬剤もあるので，必要に応じて遮光袋を添付しましょう．

調製後，「一定時間内に投与を終了すること」と規定されている薬剤については調製時間を記載する必要があります．

Check out
the video below!

調製後の清掃

3 調製に使用した器具の処理（図17）

抗がん薬の残液が入ったバイアル，アンプル，シリンジ，リキャップした注射針，作業用シート等はチャック付きビニール袋に入れ，医療用廃棄物用容器に廃棄します．

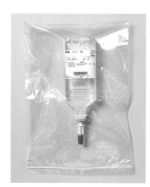
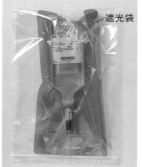

遮光袋

図16 ● 調製した薬剤の搬送準備

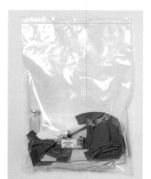

図17 ● 使用した器具の処理

4 BSCの清掃

使用後は水拭きした後，消毒用エタノール等を含ませたガーゼにて清拭します．

引用・参考文献

1. 日本がん看護学会ほか編：がん薬物療法における職業性曝露対策ガイドライン2019年版（第2版）．金原出版，2019.
2. 遠藤一司ほか編著：抗悪性腫瘍薬の院内取扱い指針　抗がん薬調製マニュアル（第4版）．じほう，2019.
3. 国立がんセンター薬剤部編：がん専門薬剤師を目指すための抗がん剤業務ハンドブック（第2版）．じほう，2006.

第 4 章

抗がん薬の
投与

Contents

1. 抗がん薬の投与前のケア

患者教育，アセスメント（患者・薬剤）

- 患者の理解度や心理状況をふまえて意思決定の支援をしましょう．

- オリエンテーションはパンフレットに沿って，患者の気がかりなこと，知りたいことを確認しながら説明を行います．

- 抗がん薬治療は患者にとって負担の大きい治療のため，投与前の治療のアセスメントは重要です．

　抗がん薬治療には白血球の減少，悪心・嘔吐，神経障害や脱毛などの副作用症状を伴います．その治療の効果を最大限に引き出すためには，これらの副作用症状を上手くコントロールしながら，計画された投与スケジュールや投与量で治療を継続することが鍵となってきます．

　抗がん薬治療は，入院で行われる場合もありますが，最近では外来で行われることが主流になってきています．

　したがって，患者が抗がん薬治療を正しく理解し，セルフケアを行いながら社会生活を送ることができるように患者教育を行うことが重要です．

患者教育

治療の説明内容の理解状況の確認と意思決定支援

　医師は抗がん薬治療の実施に先立ち，以下の説明を行います．

- 疾患名と現在の病状　● 治療目的　● 治療内容
- 治療の効果　● 治療期間　● 治療を行う場所（入院か外来か）
- 起こりうる副作用症状と対処法　● 治療にかかる費用

　上記の内容の説明は，診断がついてがんと告知されたばかりのときや，手術が終了してからの病状説明のときに行うこともあります．また，患者の理解度や心理状況により，すぐに理解できている場合もあれば，十分な理解が得られていない場合もあります．

　看護師は患者の状況を理解して医師の説明の補足を行い，意思決定の支援を行う必要があります．

抗がん薬治療のオリエンテーション

Check out
the video below!
抗がん薬治療における
患者オリエンテーション
の流れ

　治療が決まったら，薬剤師が服薬指導を行います．複数の医療者から，繰り返し治療に関する説明を受けることで，患者は徐々に薬について理解していくことが多いようです．患者は一度に多くの情報が伝えられると，混乱をしたり，不安になることがあります．

　また，その患者にとって知りたくない情報もあります．そのため，看護師は患者指導の結果について，医師や薬剤師と情報交換を行いながら，オリエンテーションを進めていく必要があります（図1）．

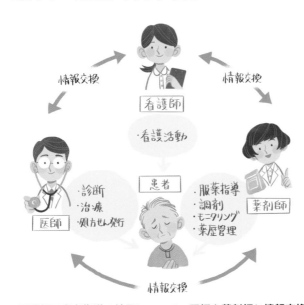

図1 ● 看護師は患者指導の結果について，医師や薬剤師と情報交換を行う

　オリエンテーションは，パンフレット（図2）に沿って，順序良く説明を行い，とくに患者が気がかりなこと，知りたい内容を確認しながら行います（図3）．

抗がん薬治療の内容と進め方について

　抗がん薬治療は，レジメンとよばれる治療計画に沿って行われます．レジメンには副作用を軽減する目的で投与される支持療法薬も含まれています

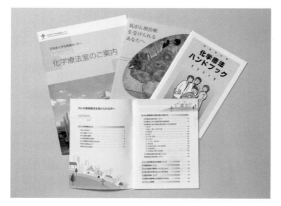

図2 ● パンフレット

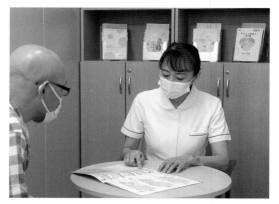

図3 ● 患者説明の様子

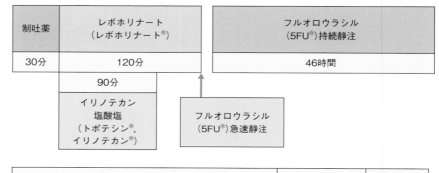

制吐薬	レボホリナート （レボホリナート®）		フルオロウラシル （5FU®）持続静注
30分	120分		46時間

	90分	
	イリノテカン 塩酸塩 （トポテシン®, イリノテカン®）	フルオロウラシル （5FU®）急速静注

1日目：約2時間半→インフューザーポンプに接続	2日目	3日目

図4 ● レジメンの例（FOLFIRI：投与スケジュール1サイクル2週間）

（図4）.

　「どのような薬剤を」「どのような順番で」「何時間かけて投与するのか」「何日間隔で」「何回行うのか」などの投与スケジュールや予定を具体的に説明します.

治療開始〜終了までの過ごし方と留意点

　抗がん薬治療は，数時間の投与で終了する場合と持続的に数日間の投与を行う場合があります.

　治療中に食事や排泄などの日常生活動作は自由に行うことができることを説明します.

安静を保ちながらリラックスして過ごす

　投与中は，血管外漏出の発生を防ぐために，必要な日常生活動作を行うとき以外は，できるだけ安静に過ごすように説明を行います. 治療時間が長い場合は，本を読んだり，テレビを見るなど，リラックスして過ごせる工夫もアドバイスします.

衣服の選択

- **末梢静脈ライン**

　　留置針の挿入部位が常に観察できるように，袖にゆるみのある衣服を着用してもらいましょう．

- **静脈ポート**

　　穿刺の際にポート周囲が露出しやすい衣服を着用してもらいましょう．

治療の場から遠くへ離れない

　投与中は点滴治療室や病棟から離れないように協力を求めましょう．

● 即時性の症状（血管外漏出や過敏症）が起きたときに，周囲に担当者がいないと対応が遅れ，症状が重篤化する恐れがある．

投与中に起こりやすい副作用症状について

　抗がん薬投与中は，以下の症状が起こることがあります．そのため，何か異常を感じたときには我慢せず，すぐに知らせるように協力を求めます．

血管外漏出，静脈炎，血管痛

　症状は留置針の刺入部周囲の「腫脹，発赤，疼痛，違和感」などがあります．

過敏症，インフュージョンリアクション

　点滴開始直後から数十分後，点滴終了時などいつでも発生する可能性があることを説明します．

　また，白金製剤は投与を繰り返し行ったときに副作用の発生頻度が高いため，過去に投与して過敏症が起きていない場合でも症状が起こりうることを説明します．

● 白金製剤（詳細は第2章「白金製剤（p.12～15）」参照）
シスプラチン：シスプラチン®
カルボプラチン：パラプラチン®，カルボプラチン®
オキサリプラチン：エルプラット®，オキサリプラチン®

　過敏症・インフュージョンリアクションの前駆症状は以下のとおりです．

● 発疹　● 瘙痒感（そうよう）　● 紅潮　● 咽頭違和感　● 冷汗　● 動悸
● めまい　● 咳嗽　● くしゃみ　● 呼吸困難感
● 口唇や末梢のしびれ感　● 脱力感　● 悪寒　● 発熱　● 熱感
● 悪心・嘔吐　● 腹痛

第4章　抗がん薬の投与

急性悪心・嘔吐，腹痛，下痢

抗がん薬投与開始から1〜2時間後より24時間以内に起こりやすい症状です．

早発性下痢

イリノテカン（トポテシン®，イリノテカン®）投与後30分前後に起こりやすい症状です．

治療費について

抗がん薬は高額なものが多いため，繰り返しの治療で経済的な不安を訴える患者もいます．最近登場した分子標的薬を併用する場合は，1回の治療費が10万円以上かかることが多いのです（**表1**）．高額療養費制度*1の利用について説明し，希望があればソーシャルワーカーとの面談を調整していきます．

Clinical Nursing Skills | Cancer Chemotherapy Nursing

用語解説

＊1　高額療養費制度
医療保険が適用されている治療の1か月の医療費の自己負担額が，一定の金額を超え高額になった場合，限度額を超えた医療費が返還される制度．年齢，所得，加入する医療保険の種類により自己負担限度額の算出が異なる．

略語

PS
全身状態：performance status

患者アセスメント

抗がん薬治療は，さまざまな副作用症状が起こる負担の大きい治療です．
そのため，がんと確定診断され，治療についてインフォームド・コンセントが得られて，かつ，全身状態（PS，**表2**）や栄養状態がよいこと，重篤な合併症

表1 ● 抗がん薬の薬価の例（160cmで50kgの場合）

抗がん薬の種類	使用されるがんの種類	1バイアルの値段	初回使用量の例
トラスツズマブ（ハーセプチン®）	HER2陽性の乳がん，胃がん	150mg：38,639円　60mg：16,736円	乳がん 8mg/kg　110,750円（400mg）
セツキシマブ（アービタックス®）	K-ras wildの大腸がん，頭頸部がん	100mg：36,740円	大腸がん 400mg/m²　220,440円（600mg）
ベバシズマブ（アバスチン®）	大腸がん，肺がん，悪性神経膠腫，卵巣がん	400mg：129,924円	大腸がん 5mg/kg　129,924円（250mg）
ボルテゾミブ（ベルケイド®）	多発性骨髄腫	3mg：134,923円	134,923円（1.95mg）
リツキシマブ（リツキサン®）	CD20陽性のB細胞性悪性リンパ腫	500mg：132,999円　100mg：27,215円	160,214円（562.5mg）

（2021年4月1日現在）

表2 ● ECOG（Easten Cooperative Oncology Group：米国東部腫瘍共同研究グループ）のPS

PS	患者の状態	
0	無症状で社会的活動ができ，制限を受けることなく発病前と同等にふるまえる	
1	軽度の症状があり，肉体労働は制限を受けるが，歩行，軽労働や坐業はできる	
2	歩行や身の回りのことはできるが，時に少し介助がいることもある．軽作業はできないが，日中の50%以上は起居している	
3	身の回りのことはある程度できるが，しばしば介助が要り，日中の50%以上は就床している	
4	身の回りのこともできず，常に介助が要り，終日就床を必要としている	

＊全身状態が良好な0〜2までが抗がん薬治療の適応となる

がなく臓器機能が保たれていることが施行の条件となります．投与前のアセスメント項目を図5に示します．

血液データ：白血球数，好中球数，ヘモグロビン値，血小板数，総ビリルビン値，AST値/ALT値，血清クレアチニン値　など 臓器機能：心機能，肺機能	バイタルサイン：体温，血圧値，脈拍数，呼吸数，SpO₂値 体重

投与前アセスメントの項目

前回治療時〜本日までの症状：悪心・嘔吐，便秘，下痢，食欲不振，口腔粘膜炎，味覚障害，皮膚障害，末梢神経障害，過敏症症状，静脈炎，脱毛，浮腫	心理状態：不安の有無，不眠の有無，治療に対する思い，副作用症状に対する思い 社会面：仕事や家庭での役割，サポート状況，経済状態，社会資源の活用の有無

図5 ● 患者アセスメント

薬剤アセスメント

　症状マネジメントを行ううえで，投与される抗がん薬の特徴についてあらかじめアセスメントを行うことが重要です．投与量や投与コースを確認し，起こりうる症状を予測し観察を行いましょう．

　とくに，即時性の副作用症状は，ただちに対処を行う必要性があります．施設のマニュアルなどがあれば，いつでも確認ができる場所に置いておくとよいでしょう．

　薬剤については，表3の内容をチェックしておきましょう．

表3 ● 薬剤アセスメント

① 血管外漏出時の組織障害による分類：
　起壊死性抗がん薬，炎症性抗がん薬，非壊死性抗がん薬
② 過敏症，インフュージョンリアクション：
　初回投与後の発生頻度，発生頻度が高いコース数
③ 催吐性リスク分類
　・high risk（＞90%）　　・moderate risk（30〜90%）
　・low risk（10〜30%）　　・minimal risk（＜10%）
④ コリン作動性の下痢：
　イリノテカン（トポテシン®）は早発性の下痢や腹痛を生じることがあります．

引用・参考文献

1. 古河 洋ほか監：安全使用これだけは必要！第2版外来がん化学療法Q&A―抗がん薬の適正・安全使用と副作用対策―．じほう，2010.
2. 国立がん研究センター内科レジデント編：がん診療レジデントマニュアル第7版．医学書院，2017.
3. 長場直子ほか編：がん看護セレクションがん化学療法．学研メディカル秀潤社，2012.

第4章　抗がん薬の投与

2. 抗がん薬の経静脈投与

 薬剤部での準備

Check

- 抗がん薬は，レジメンに基づき処方され薬剤部によって調製，病棟・外来によって投与の準備が進められます．

- 薬剤部では投与の前日までに抗がん薬の処方内容を確認します．

- 処方内容に誤りがあると副作用が強くなることもあります．

　抗がん薬は，レジメンに基づき処方されます．処方された薬剤は**図1**のような手順で準備されます．

処方内容の確認

　薬剤部では，前日（もしくは前々日）までに処方された抗がん薬の処方内容の確認を行います（**表1**）．

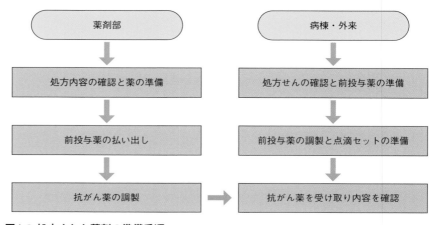

図1 ● 処方された薬剤の準備手順

表1 ● 処方内容の確認

確認項目	補足
適応疾患が正しいか	レジメンは施設内で登録され, 適応可能ながんの種類や病期が決められている
投与量が正しいか	投与量は, 身長と体重から計算された体表面積(mg/m^2)や体重(mg/kg), $(mg/body)$, 腎機能(AUC)により計算される. なかには1回の投与量の上限が決まっているものや, 総投与量が一定量を超えると副作用が強くなることがある
投与スケジュールは守られているか	決められた休薬期間をあけずに投与を行うと, 副作用が重篤化する可能性がある
投与方法, 投与経路は合っているか	投与方法:点滴静注, 持続静注, ワンショットなど 投与経路:静脈内, 動脈内, 皮下, 筋肉内, 髄腔内, 腹腔内, 胸腔内, 経口投与など
投与時間は合っているか	投与時間は抗がん薬の種類によりあらかじめ決められているか 投与時間を守らずに投与すると骨髄抑制や静脈炎などの副作用が強くなることがある
投与順序は合っているか	2種類以上の抗がん薬を投与する場合, 投与の順番を間違えると副作用が強く出ることがある
前投与薬, 併用薬が処方されているか	制吐剤や, アレルギーを予防するための薬剤の処方 内服抗がん薬が一緒に投与される場合の処方

薬剤の準備と前投与薬の払い出し

　処方内容の確認が済んだら, 担当薬剤師は薬剤の準備を行います.

　薬剤は患者個々に準備し, 名前のラベルを貼ります. 前投与薬は病棟外来に払い出しを行います.

② 病棟・外来での準備

Check

● 薬剤部からレジメン注射実施せんが届いたら内容を確認後，前投与薬のダブルチェックを行いましょう．

● 抗がん薬によっては特別な取り扱いが必要なものもあります．

● 調製済みの抗がん薬を受け取ったら前投与薬，レジメンとともに患者ごとにトレーに入れましょう．

注射処方箋の内容確認と前投与薬の準備

1 薬剤部から届けられたレジメン注射実施せんの内容を確認します（図1）．

● 患者名　● 投与日　● 薬剤名　● 投与量

● 投与時間　● 投与速度　● 投与順序

Point

● ダブルチェックの重要性
抗がん薬の処方は，電子カルテなどのシステムで管理され薬剤部で確認のうえ準備されている．しかし，最終的に投与を担当する看護師が確認を行うことは，投与の間違いを防ぐうえで重要である．

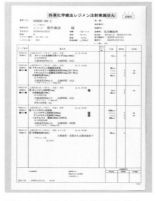

図1 ● レジメン注射実施せん

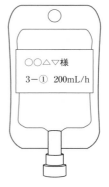

図2 ● 点滴ラベルに点滴する順番や投与速度を書き込む

2 レジメン注射実施せんの内容確認が済んだら，払い出された前投与薬がすべて揃っているか確認します．

Point
● 投与の時に間違いが起こらないように，投与する順番や点滴速度を点滴（図2）ラベルに書き込み，注意が払えるように工夫する．

前投与薬の調製と点滴セットの準備

1 抗がん薬投与の指示が確定したら，前投与薬の調製を行い，点滴ラインを接続します（図3，4）．

Check out
the video below!

前投与薬の確認・調製

Point
● 抗がん薬で点滴のラインを満たさない
抗がん薬をはじめに投与する，あるいは側管で別のラインで投与を行う場合がある．そのときは，生理食塩水など抗がん薬以外の薬剤で点滴ラインを満たしてから抗がん薬のボトルに接続する．そうすることで点滴をつなぐときに抗がん薬がこぼれ落ちるのを防ぐことができる．

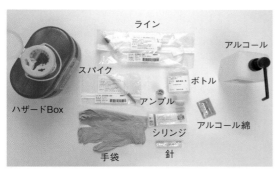

図3 ● 必要物品

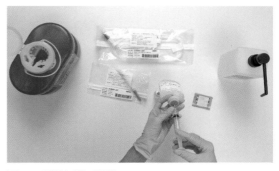

図4 ● 前投与薬の調製

特別な取り扱いが必要な抗がん薬

抗がん薬の中には，特別な点滴セットが必要な場合や点滴ボトルやルートの遮光が必要な場合があります（表1）．

PVC（ポリ塩化ビニール）フリーの点滴セットが必要な場合

PVC（ポリ塩化ビニール）の点滴セットを使うと，PVCに含まれる成分（可塑剤：DEHP〔フタル酸ジエチルヘキシル〕）を溶かしてしまうことがあります．そのため，PVCフリー（PVCを使用していない）の点滴セットを使う必要があります．

フィルターに関する注意が必要な場合

フィルターを通す必要がある抗がん薬と，フィルターを通してはいけない抗がん薬があるため，間違えないよう点滴セットを選びます．

点滴ボトルやルートの遮光が必要な場合

　直射日光や蛍光灯などの光にさらされると成分が不安定になる抗がん薬があります．このような抗がん薬は調製されたら，ただちに遮光（光を遮断すること）用の袋に入れる必要があります（図5）．

　また，ダカルバジン（ダカルバジン®）は，光で成分が分解されると血管痛を引き起こす性質があるため，点滴ボトルと点滴ラインを全て遮光する必要があります（図6，7）．

調製後の安定性に注意が必要な抗がん薬

　溶解すると，短時間で安定性が低下し，成分が分解されてしまう抗がん薬があります．調製した時刻を確認して速やかに投与を行います．

表1 ● 特別な取り扱いが必要な抗がん薬の例

PVC（ポリ塩化ビニール）フリーの点滴セットを使う抗がん薬		パクリタキセル（タキソール®，パクリタキセル®），パニツムマブ（ベクティビックス®），エトポシド（ベプシド®，ラステット®）　など
フィルターに関する注意	フィルターを使う抗がん薬	パクリタキセル（タキソール®），パニツムマブ（ベクティビックス®），ダラツムマブ（ダラザレックス®），ニボルマブ（オプジーボ®）　など
	フィルターを使ってはいけない抗がん薬	ビンクリスチン（オンコビン®），ビンブラスチン（エクザール®），ドキソルビシン（ドキシル®），エトポシド（エトポシド®，ラステット®），パクリタキセル：アルブミン懸濁型（アブラキサン®），アクチノマイシンD（コスメゲン®）　など
点滴ボトルやルートの遮光が必要な抗がん薬		シスプラチン＊（シスプラチン®） ダカルバジン（ダカルバジン®），トラスツズマブデルクステカン（エンハーツ®）　など
調整後の安定性に注意が必要な抗がん薬		メルファラン（アルケラン®），アザシチジン（ビダーザ®），ベンダムスチン（トレアキシン®）　など

＊シスプラチンは6時間を超える投与のとき

Check out
the video below!

遮光袋の取り扱い

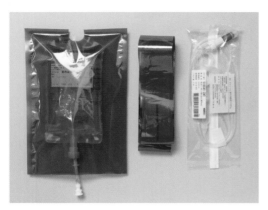

図5 ● 遮光袋に入れた抗がん薬

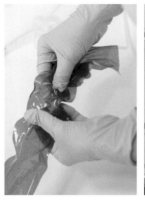

図6 ● ルートの遮光

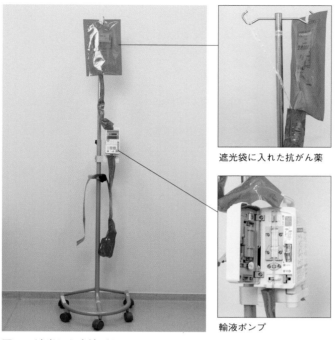

遮光袋に入れた抗がん薬

輸液ポンプ

図7 ● 遮光した点滴ボトルとライン

2 抗がん薬ボトルの内容を２人で確認（ダブルチェック）します．

（！）
Point

● ダブルチェックの手順
1人がレジメン注射実施せん，もう1人が抗がん薬ボトルを見ながら，以下の内容を読み上げます（図8）．

Check out
the video below!

抗がん薬の
ダブルチェック

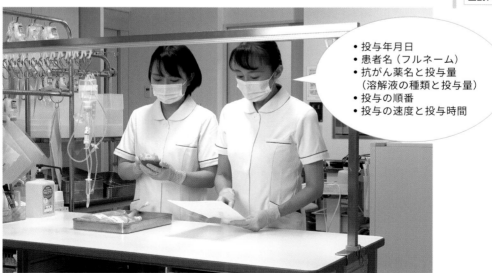

- 投与年月日
- 患者名（フルネーム）
- 抗がん薬名と投与量
  （溶解液の種類と投与量）
- 投与の順番
- 投与の速度と投与時間

図8 ● 抗がん薬ボトルのダブルチェック

調製された抗がん薬を受領

1 抗がん薬を薬剤部から受け取ります．

Point
● 抗がん薬ボトルは，薬剤部からコンベヤーや搬送機などで送られてくる．
（人が搬送する場合もある）

2 抗がん薬ボトルは患者ごとにトレーに入れます．

Point
● 抗がん薬ボトルは，前投与薬とレジメン注射実施せんと一緒に患者ごとにトレーに準備する（図9）．
● 抗がん薬ボトルは，直接触らないように取り扱うときには必ず手袋とマスクをつける．

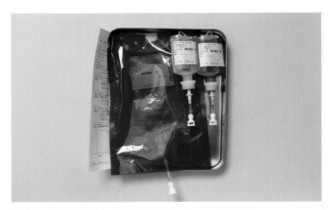

図9 ● 抗がん薬ボトルは患者ごとにトレーに入れる

引用・参考文献

1. 福島雅典ほか監：がん化学療法と患者ケア改訂第2版．医学芸術社，2005．
2. 古河 洋ほか監：安全使用これだけは必要！第2版外来がん化学療法Q&A-抗がん薬の適正・安全使用と副作用対策-．じほう，2010．

静脈ラインの確保

- 静脈ラインには末梢静脈と中心静脈があり，それぞれのメリット・デメリットを考慮して穿刺箇所を選択しましょう．
- 静脈ライン確保前に血管外漏出や静脈炎を防ぐため，アセスメントを行います．
- 投与前に抗がん薬の起壊死性や痛みの生じやすさ，投与方法を把握しておきましょう．

　多くの抗がん薬は静脈内に投与されますが，薬液が血管外に漏れると炎症や壊死を起こしたり，潰瘍を生じることがあります．そのため，抗がん薬の種類や投与方法に応じて，もっとも適切な血管に確実に穿刺を行う必要があります．

- 抗がん薬投与の際に行う穿刺（ライン確保）は，施設の基準により医師が行うか，看護師が行うか対応が決められているため，必ず確認してから行う．

静脈ラインの種類と適応

　静脈ラインには末梢静脈，中心静脈があります．これらの血管を使用する際には，それぞれにメリット・デメリットがあるため，それらを考慮し選択することが必要です．

末梢静脈

　穿刺が，ほかの方法に比べると簡単です．
　しかし，血管外漏出が起こると炎症による痛みや壊死，潰瘍や神経の損傷などを生じる場合もあり，患者の苦痛を伴います．また，繰り返し抗がん薬治療を行うと穿刺困難になる傾向にあります．
　図1は穿刺に使われる皮静脈です．

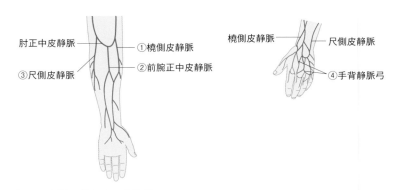

図1 ● 穿刺に使われる皮静脈

①橈側皮静脈

穿刺に最も適しており第一選択です．末梢側から穿刺を行い，漏れたら上部に刺し直すことが可能です．

②前腕正中皮静脈

橈側皮静脈と同様に穿刺に適しています．関節の運動の制限も受けにくく固定しやすいです．末梢側から穿刺を行い，漏れたら上部に刺し直すことが可能です．

③尺側皮静脈

腕の下部に位置しているためやや穿刺がしにくく，観察もしにくいです．

④手背静脈弓

手の動きに制限が加わり，固定がしにくく，また皮下組織が薄く，血管外漏出を起こしたときに神経を傷つける可能性もあり，できれば避けます．しかし，穿刺がしやすく，①〜③の静脈が入りにくいときに使われることが多くみられます．

中心静脈カテーテル（図2）

血管外漏出のリスクは末梢静脈と比較して少ないですが，挿入時に患者の苦痛，使用中の合併症のリスクがあり，感染のリスクは末梢静脈より高いです．
刺激の強い抗がん薬の投与や，大量の輸液が必要なときには最適です．

皮下埋め込み型静脈ポート（図3）

カテーテルに接続したポートに穿刺することで静脈内投与を行うことができ，在宅化学療法を施行する場合に最適です．中心静脈カテーテルより長期の使用が可能です（数年単位）．

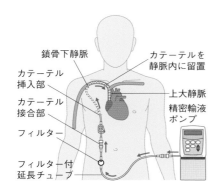

図2 ● 中心静脈カテーテル

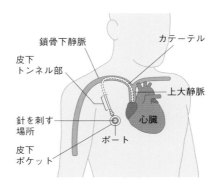

図3 ● 皮下埋め込み型静脈ポート

静脈ライン確保前のアセスメント

血管外漏出や静脈炎を起こしやすい患者要因のアセスメント（表1）

　加齢や糖尿病などに伴う血管の脆弱性があると，血管外漏出や静脈炎を起こしやすくなります．

　乳がん患者は，患側での穿刺を行わず，健側の血管を繰り返し穿刺するため，血管外漏出や静脈炎を起こしやすくなります．

　小児や障害のためコミュニケーションがとりにくい場合には，体動により漏れやすい部位をできるだけ避けるよう注意が必要です．

　肥満や浮腫があると血管の穿刺が困難です．

表1 ● 血管外漏出の危険因子

①高齢者（血管の弾力性や血流量の低下）
②栄養不良
③糖尿病や皮膚結合織疾患などに罹患している場合
④肥満
⑤血管が細くて脆い患者
⑥化学療法を繰り返している場合
⑦多剤併用化学療法中
⑧循環障害のある四肢の血管（上大静脈症候群や腋窩リンパ節郭清後など，病変や手術の影響で浮腫，静脈内圧の上昇を伴う患側肢の血管）
⑨輸液などですでに使用中の血管ルートの再利用
⑩抗悪性腫瘍薬の反復投与に使われている血管
⑪腫瘍浸潤部位の血管
⑫放射線治療を受けた部位の血管
⑬ごく最近施した皮内反応部位の下流の血管（皮内反応部位で漏出が起こる）
⑭同一血管に対する穿刺のやり直し例
⑮24時間以内に注射した部位より遠位側
⑯創傷瘢痕がある部位の血管
⑰関節運動の影響を受けやすい部位や血流量の少ない血管への穿刺例

（国立がん研究センター内科レジデント編：がん診療レジデントマニュアル（第8版）．p.460，医学書院，2019より転載）

表2 ● 起壊死性の抗がん薬	表3 ● 血管痛が生じやすい抗がん薬
ドキソルビシン(アドリアシン®)	ダカルバジン(ダカルバジン®)
エピルビシン(ファルモルビシン®)	エピルビシン(ファルモルビシン®)
イダルビシン(イダマイシン®)	イダルビシン(イダマイシン®)
ダウノルビシン(ダウノマイシン®)	ダウノルビシン(ダウノマイシン®)
ドセタキセル(タキソテール®)	オキサリプラチン(エルプラット®)
パクリタキセル(タキソール®)	ビノレルビン(ナベルビン®)
ビンクリスチン(オンコビン®)	ゲムシタビン(ジェムザール®)
ビンブラスチン(エクザール®)など	ベンダムスチン(トレアキシン®)など

投与する抗がん薬の種類や投与方法を把握

抗がん薬は，血管外に漏れたときに発生する皮膚障害の程度により起壊死性抗がん薬，炎症性抗がん薬，非壊死性抗がん薬に分けられています．

起壊死性の抗がん薬

表2に示す抗がん薬は，起壊死性抗がん薬であり，投与中に最も注意を払う必要があります．

血管痛が生じやすい抗がん薬

表3に示す抗がん薬は，血管を刺激することで血管痛を引き起こしやすく，細くて血流の悪い血管は症状を発生しやすい傾向があります．

持続投与か急速投与かの選択

持続投与の場合は，日常生活動作の制限をきたさないように血管を選択します．可能であれば，利き手と反対側の前腕が望ましいです．急速投与の場合は，決められた時間内に投与ができる太くて血流の良い血管を選択します．

静脈ライン確保の手順

Check out
the video below!

静脈ライン確保の手順

必要物品の準備 (図4)

- 静脈内留置針(21〜23G，針刺し防止安全機能付きが望ましいです)
- 生理食塩水で満たした延長チューブ(10〜20ccの注射器を接続しておきます)
- 点滴と点滴セット ● 透明フイルムテープと絆創膏
- アルコール綿 ● 処置用シーツと肘枕 ● 駆血帯
- 針専用廃棄ボックス ● 手袋

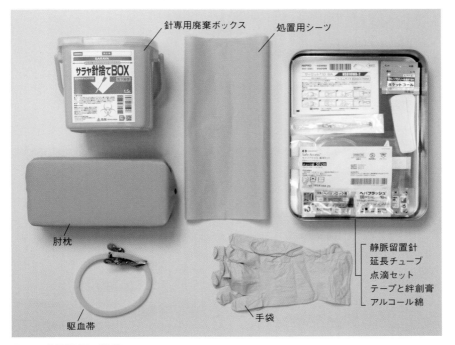

針専用廃棄ボックス　　処置用シーツ

肘枕

駆血帯　　　　　　手袋

静脈留置針
延長チューブ
点滴セット
テープと絆創膏
アルコール綿

図4 ● 必要物品の準備

穿刺の実施前準備

患者への説明

　患者に処置について説明を行い，あらかじめ排尿を済ませてもらいます．緊張すると血管が収縮してしまうことがあるため，できるだけリラックスできるように言葉がけを行いましょう．

　また，水分摂取が少ないと血液量が減少し，血管が上手く怒張しないときがあります．食事を抜いたりせず，水分をとることが大切であることを日頃から伝えておくことも必要です．

穿刺に最適な血管を確認（表4）

　左右の上腕に交互に駆血帯を巻き，血管を怒張させ穿刺に最適な血管を観察・確認します（図5）．

Point

● 血管が十分に怒張しない場合
ホットパックで温めたり（図6），数分間腕を下げる．また，手掌を握ったり開いたりを繰り返し行い，末梢の血液量を増加させ怒張しやすくする．

表4 ● 穿刺に最適な血管の条件

- 固定しやすい前腕が第一選択
- 十分な太さがある
- 利き手は可能であれば避ける
- 手背や関節部の安静を保ちにくい部位は避ける
- 末梢側から穿刺する
- 採血した血管の下流からの穿刺は避ける

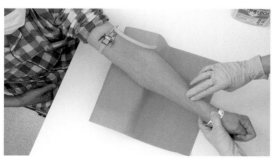

図5 ● 血管の観察

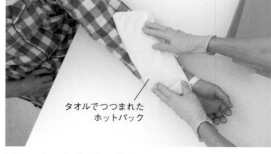

タオルでつつまれた
ホットパック

図6 ● ホットパックで温める

Check out
the video below!

静脈ラインの穿刺手順

穿刺の手順

1 体位の調整と準備

　患者を仰臥位もしくは坐位にして，穿刺する腕の下に処置用シーツと肘枕を置きます．

2 駆血帯を巻く

　強く駆血すると，動脈の血流が妨げられ静脈が怒張しなくなってしまうので注意します．駆血は2分以内にします．

3 消毒

　アルコール綿で，穿刺する中心から周囲に向かって円を描きながら消毒をします（図7）．

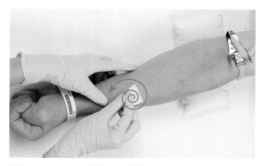

図7 ● アルコール綿での消毒

4 穿刺の実施

　1回で確実に穿刺するよう努め，同一箇所に何度も刺さないようにします（図8）．針が血管内に入ったら，駆血帯を外し留置針と延長チューブを素早く接続します（図9）．

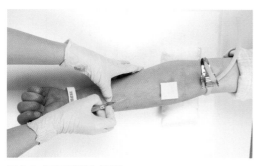

図8 ● 1回で確実に穿刺

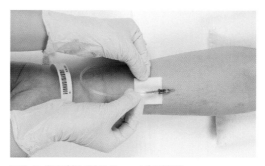

図9 ● 留置針と延長チューブの接続

5 血管内に確実に入っているか確認

　生理食塩水を充填した注射器で吸引し，血液の逆流があるか確認します．その後，生理食塩水を抵抗なくゆっくり入る速度で注入し，刺入部周囲が腫れてこないか確認します．

6 チューブの固定

　静脈内留置針の刺入部は観察しやすいように透明フイルムテープを貼り，チューブが引っ張られないようにループを作り固定します（図10）．

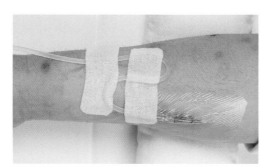

図10 ● チューブの固定

引用・参考文献

1.　川島みどり編著：改訂版 実践的看護マニュアル共通技術編. 看護の科学社，2002.
2.　田中登美編：基礎知識・レジメン・チーム医療 外来がん化学療法. 学研メディカル秀潤社，2010.
3.　国立がん研究センター内科レジデント編：がん診療レジデントマニュアル（第8版）. p.460，医学書院，2019.
4.　福島雅典ほか監：がん化学療法と患者ケア（改訂第2版）. 医学芸術社，2007.

Clinical Nursing Skills ｜ Cancer Chemotherapy Nursing

4 経静脈投与の実施

Check

● 抗がん薬を安全に投与するために薬剤おける様々な留意点を理解しましょう．

● 抗がん薬の副作用について理解し，ケアを行いましょう．

● 血管外漏出には十分に注意しましょう．

　抗がん薬投与を安全に行うためには，薬剤の特徴に応じたさまざまな留意点を理解し，手順に沿って正確に実施していくことが必要です．

　また，投与中に起こりやすい症状に速やかに対応し，症状の緩和を図ることで，患者が安心して治療を受けることができます．

抗がん薬の投与開始から終了までのチェックポイント

　抗がん薬の投与の開始から終了までのチェックポイントを図1に示します．

抗がん薬投与開始の準備

略語
PPE
個人防護具：personal protective equipment

　抗がん薬投与のための静脈ラインが確保されたら，1本目の薬剤から投与を開始します．投与開始に必要な物品の準備を行い，職業性曝露の予防のために個人防護具（PPE）を着用して実施します．

投与開始に必要な物品を揃える

● レジメン注射実施せん　● 輸液チェック表（表1）
● 1本目の薬剤　（内服による前投与薬がある場合は）指示の内服薬
● アルコール綿　● 点滴スタンド，輸液ポンプなどの器材
● 電子カルテ（患者認証システムを導入している場合）

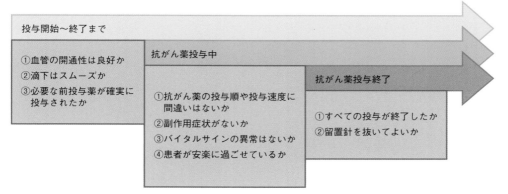

図1 ● 抗がん薬の投与の開始から終了までのチェックポイント

表1 ● 輸液チェック表の例

レジメン：リツキサン		患者名：○□△			
時間	10：00	:	:	:	:
薬剤名	ソル・メルコート	リツキサン	リツキサン	リツキサン	生理食塩水
投与速度	200mL／時	100mL／時	200mL／時	300 mL／時	200 mL／時
残量	100				
前投与薬内服の確認	✔				
患者確認	✔				
血液の逆流の確認	✔				
スムーズな滴下の確認	✔				
疼痛の有無の確認	✔				
腫脹の有無の確認	✔				
確認者サイン（ダブルチェック）	学研花子／学研太郎	／	／	／	／

個人防護具（PPE）の装着

　手洗いを行い，個人防護具（PPE）を着用します．個人防護具を着用する範囲は，施設の基準に従い決めますが，最低限，手袋とマスクを着用することが望ましいです．

- 手袋：厚さ0.2mm以上のラテックス製
- マスク：サージカルマスク
- ゴーグル：横にシールドが付いている物
- ガウン：長袖でディスポーザブル

抗がん薬投与開始

必要な物品を患者の元に運び，投与を開始します．投与開始までの手順を**図2**に示します．

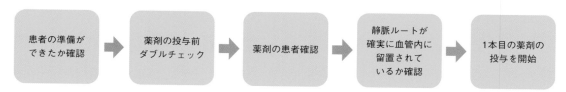

患者の準備ができたか確認 ➡ 薬剤の投与前ダブルチェック ➡ 薬剤の患者確認 ➡ 静脈ルートが確実に血管内に留置されているか確認 ➡ 1本目の薬剤の投与を開始

図2 ● 投与開始までの手順

Check out
the video below!

抗がん薬投与
開始時の手順

1 患者の準備ができたか確認

事前に治療についての説明が済んでいるか，トイレを済ませているかを確認します．

2 薬剤の投与前ダブルチェック

点滴ボトルを指差し，5R（正しい：Right）でダブルチェックを行います（**図3**）．

①正しい患者か（Right patient）
②正しい時間か（Right time）
③正しい薬剤か（Right drug）
④正しい量か（Right dose）
⑤正しい方法か（Right route）

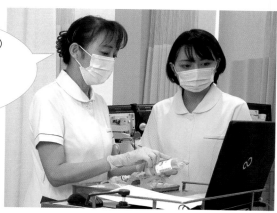

図3 ● 投与前のダブルチェック

3 薬剤の患者確認

患者とともに確認を行います．

● 患者確認手順

①患者に名前をフルネームで名乗ってもらい，確認を行います．

②患者に点滴ボトルのラベルを見せて，名前が合っているか確認をしてもらいます（**図4**）．

● 電子カルテで患者認証を行う場合は，リストバンドの患者バーコードを読み込み，点滴ラベルのバーコードと照合すると，電子カルテの画面に照合された結果が表示される．

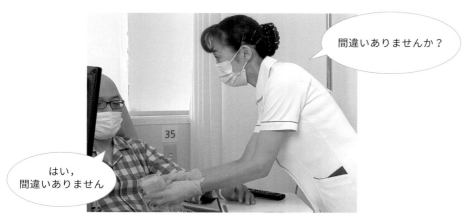

間違いありませんか？

はい，間違いありません

図4 ● 薬剤の患者確認（患者とともに確認）

4 静脈ルートが確実に血管内に留置されているか確認

血液逆流の確認を行い，血管内にルートが留置されていることを確認します．

・**血液逆流の確認方法**

①生理食塩水が充填された注射器を延長チューブに接続したあと吸引し，血液の逆流があることを確認します（図5）．

②接続した点滴ボトルを穿刺部より下げて，ルート内に血液の逆流の有無を確認します．

③点滴を接続し自然滴下で投与します．スムーズに滴下し，皮下への漏れがないか確認します．

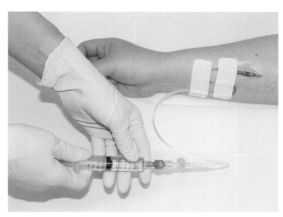

図5 ● 血液逆流の確認

5 **1本目の薬剤の投与を開始**

　制吐薬，抗ヒスタミン薬，解熱薬などの前投与薬の投与を，指示の順番と投与時間に沿って開始します（**表2**）．

　また，内服薬による前投与も併用されることがあるため，決められた時間に確実に投与を行うことができるようにします．

Point ● それぞれの薬剤には，抗がん薬が投与される前に十分に血中濃度が上がるように，「抗がん薬投与開始○分前までに投与を行うこと」といった留意点がある．

表2 ● 前投与薬の投与例

前投与薬	投与時間の例	使用される抗がん薬の例
アプレピタント （イメンド®）	抗がん薬投与の1時間〜 1時間半前に内服	シスプラチン（シスプラチン®） などの高度催吐性抗がん薬
ジフェンヒドラミン （レスタミンコーワ®） ＋デキサメタゾン （デキサート®） ＋ラニチジン （ラニチジン®）	パクリタキセル（タキソール®）投与30分前までに投与を終了する	パクリタキセル（タキソール®）

• 前投与薬がない場合の投与開始

　抗がん薬が1本目の投与の場合は，輸液セットの充填に生理食塩水などを使用し，投与を開始するとよいでしょう．

　これは，輸液セットと延長チューブに接続するときの抗がん薬のこぼれ落ちによる曝露を防ぐことと，抗がん薬の開始直後の血管外漏出を防ぐ目的があります．

抗がん薬投与開始〜投与中（交換）

Check out
the video below!

抗がん薬ボトル
交換の手順

1 **薬剤ボトルの交換のたびにダブルチェックを行う**

　投与を開始したら，正しく行われているか，すべての過程において看護師同士でダブルチェックを行います．

　ダブルチェックの方法は，施設の基準に沿って行いますが，5R（正しい：Right）で確認を行います．

2 **抗がん薬ボトルの交換**

　ボトル交換時は，ボトルの差し替え口を上向きにして，必ず目の高さより下で行います（**図6**）．

Point ● 患者がベッドに臥床している場合は，患者の目の高さより上で作業しないように注意する．

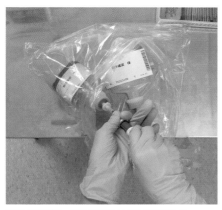
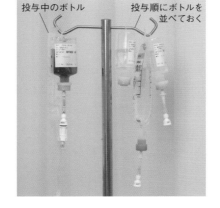

投与中のボトル　　　　　投与順にボトルを
　　　　　　　　　　　　並べておく

薬液が飛び散っても問題ないように工夫して
ビニール袋の中で行っている様子

図6 ● 抗がん薬ボトルの交換の例

輸液ポンプの使用について

〈輸液ポンプの使用が必要な場合〉

● 点滴速度を厳守しなくてはならない場合

● インフュージョンリアクションが起こる分子標的薬

● 持続点滴の場合

〈輸液ポンプの使用を避けたほうがよい場合〉

● 起壊死性抗がん薬の投与時

3 患者への説明と指導

①患者には，どのような副作用症状が起こりやすいか，事前に伝えておきます．

②抗がん薬投与中に，何か自覚症状が出てきたら我慢せずにナースコールをするように説明を行います（**図7**）．

③患者がすぐに知らせることができるように，手元にナースコールを配置してからそばを離れるようにします．

Check out
the video below!

患者への説明

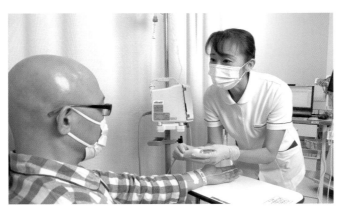

図7 ● 患者への説明と指導

第**4**章　抗がん薬の投与

　抗がん薬投与中に起こりやすい副作用症状として「悪心・嘔吐・下痢」「血管外漏出」「血管痛」「過敏症・インフュージョンリアクション」などがあります．症状マネジメントについて，詳細は2章「抗がん薬の主な副作用」(p.61 ～ 138)を参照し，対応を行いながら，以下のようにケアを行っていきます．

急性の悪心・嘔吐，下痢

　悪心・嘔吐や下痢を起こしやすい抗がん薬を把握して，投与開始からの症状の有無を観察しケアを行います．症状の程度により薬物療法で対処を行うこともあります．

● 悪心・嘔吐

　抗がん薬投与中は，ゆったりとした服装で過ごし，できるだけリラックスできるように環境を整えます．

　嘔吐が見られたときには，吐物を速やかに片付け，症状が落ち着いたら早めに口腔内をすすげるように介助を行います．

　心因性の悪心・嘔吐が見られるときには，抗がん薬のボトルを見ただけで症状が増強する場合があるため，抗がん薬ボトルが患者にみえないようにするとよいでしょう．

● 下痢

　イリノテカン（イリノテカン®）は，投与中に急性の下痢を起こすことがあります．

　下痢でトイレが頻回になることがあるため，投与中の血管外漏出や転倒などを起こしていないか確認を行いましょう．腹痛がある場合は，腹部を温め，腹部を締め付けないように衣服の調節を行いましょう．

血管外漏出

　定期的に血管外漏出の有無を観察し，抗がん薬のボトルを交換するときは，血管の開通性が良好か（血液の逆流があるか，スムーズに滴下するか）確認します．

　患者の自覚症状がなくても，穿刺部周囲の皮膚の腫脹，血液の逆流がない，滴下速度の減少または点滴が滴下しないなどが起こったときには，血管外漏出発生の可能性を考えます．

　血管外漏出が発生したときには，投与されていた抗がん薬の種類に応じた対処を行います．とくに起壊死性抗がん薬の血管外漏出が起きた場合は，1時間以内に処置を行うことが，その後の症状の回復にとって重要です．

〈起壊死性抗がん薬が血管外漏出を起こした場合の対処例〉

①すぐに抗がん薬の投与をやめます．

②針を抜く前に，可能な限り漏出部の薬液と血液を吸引（3～5mL程度）してから穿刺針を抜去します．

③医師に報告し，指示に従い以下の処置の準備を行います．

④血管外漏出部位に副腎皮質ステロイド薬の局所注入を行います（図8）．

⑤ステロイド軟膏を塗布し，冷却が必要な抗がん薬はアイスパックをあてます（図9）．

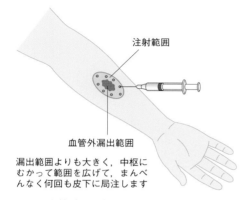

漏出範囲よりも大きく，中枢にむかって範囲を広げて，まんべんなく何回も皮下に局注します

図8 ● 血管外漏出部位への副腎皮質ステロイド薬の局所注入

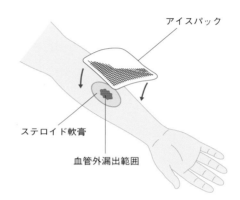

図9 ● ステロイド軟膏と塗布と冷却

血管痛

　抗がん薬の刺激により，血管痛を生じる場合があります．起こりやすい抗がん薬は，ゲムシタビン（ジェムザール®），オキサリプラチン（エルプラット®），ダカルバジン（ダカルバジン®），ベンダムスチン（トレアキシン®）などです．

〈血管痛の緩和〉

● 血管痛が生じたときには，穿刺部周囲をホットパックなどで温めます．

● 血管が拡張され，スムーズに中枢側に流れていくことで，血管壁への抗がん薬の刺激を軽減させます．

● 温罨法を行うときには，低温熱傷を起こさないように，ホットパックはタオル等で覆い，定期的に皮膚の状態を観察します．

過敏症・インフュージョンリアクション

　過敏症，インフュージョンリアクションを起こしやすい抗がん薬を把握して，投与開始からの症状の有無を観察します（図10）．

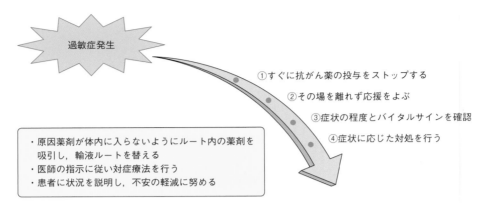

過敏症発生

①すぐに抗がん薬の投与をストップする
②その場を離れず応援をよぶ
③症状の程度とバイタルサインを確認
④症状に応じた対処を行う

・原因薬剤が体内に入らないようにルート内の薬剤を吸引し，輸液ルートを替える
・医師の指示に従い対症療法を行う
・患者に状況を説明し，不安の軽減に努める

図10 ● 過敏症発生時の対応法

・患者教育

治療開始前に過敏症，インフュージョンリアクションによる症状について説明を行います．症状が出たときは，我慢せずにすぐに知らせるように協力を求めます．

・前投与薬

指示された通りに確実に投与を行います（投与量，投与開始時間，投与時間）．

・抗がん薬の初回投与時

開始から10分以内は，患者から目を離さず，そばで観察します．

Point
● 前駆症状：瘙痒感，熱感，顔面紅潮，発疹，くしゃみ，咳嗽(がいそう)，嘔気，悪寒，咽頭違和感，脱力感など
● 定期的に，過敏症，インフュージョンリアクションの前駆症状の有無，バイタルサインを確認する．

・過敏症，インフュージョンリアクション出現時の対処

症状が軽度のうちに早期発見し，以下の手順で対処を行います．症状出現時にアナフィラキシーショックを起こしている場合は，速やかに救急処置ができる準備を行います．

引用・参考文献

1. 田中登美編：基礎知識・レジメン・チーム医療来がん化学療法．学研メディカル秀潤社，2010．
2. 福島雅典監：がん化学療法と患者ケア改訂第2版．医学芸術社，2007．
3. 古河　洋ほか監：安全使用これだけは必要！外来がん化学療法Q&A ─抗がん薬の適正・安全使用と副作用対策─（第2版）．じほう，2010．
4. 石井範子編：看護師のための抗癌剤取り扱いマニュアル．ゆう書房，2007．

⑤ 皮下埋め込み型中心静脈ポート

Check

- 皮下埋め込み型ポートとは，前胸部などの皮下に埋め込み，血管の中に留置されたカテーテルにつなげて使う医療器具です．

- 皮下埋め込み型ポートに使用するカテーテルには「オープンエンドタイプ」，「逆流防止弁がついているタイプ」の2種類があります．

- ポートは使用しない場合でも生理食塩水による洗浄が必要です．

皮下埋め込み型ポートとは

　皮下埋め込み型ポートとは，血管の中に留置するカテーテルにつなげて使う医療器具のことです．中心静脈に留置されるものは，中心静脈ポート（CVP）といいます．

　中心静脈ポートは，前胸部や上腕の皮下に埋め込むことが多く，長期的（数年）に使うことができます．挿入されたカテーテルが身体の外に出ている一般的な中心静脈カテーテルに比べて，使用をしていないときは，入浴や運動が自由にできるメリットがあります．

略語
CVP
中心静脈ポート：central venous port

皮下埋め込み型中心静脈ポートの構造

　ポート本体の大きさは2〜3cmで，高さは1.5cm前後です．丸型，楕円型などメーカーによりさまざまな形のものがあります．ポート本体には，**図1**のように，カテーテルが接続されています．

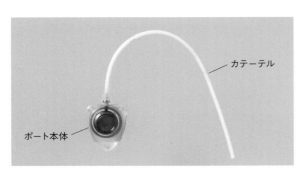

カテーテル

ポート本体

図1 ● 皮下埋め込み型中心静脈ポート

第**4**章　抗がん薬の投与

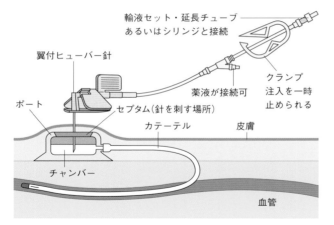

図2 ● 皮下埋め込み型中心静脈ポートのしくみ

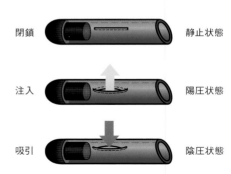

図3 ● MRIポートメディコン3WAYバルブ

（画像提供：メディコン）

皮下埋め込み型中心静脈ポートのしくみ

ポートの中心部はセプタムとよばれ，この場所に針を刺します．セプタムの下はチャンバーとよばれ，空洞になっています．

薬液はチャンバーと接続されたカテーテルに流れていくしくみになっています（**図2**）．

カテーテルの種類と特徴

皮下埋め込み型中心静脈ポートに接続するカテーテルには，大きく分けて以下の2種類があります．

オープンエンドタイプ

カテーテルの先が常に開口しています．血液の逆流による血管内のつまりを防止するために，定期的に生理食塩水等の薬液の注入が必要です．

逆流防止弁がついているタイプ

血液の逆流による血管内のつまりを防止する弁がついています．メーカーにより逆流防止弁のしくみが違います．

MRIポートメディコン3WAYバルブ（**図3**）はカテーテルの先にスリットがあり，何もしないときは閉じています．薬液を注入すると，その圧によりスリットが開き，吸引すると中から圧がかかりスリットが開くしくみになっています．

皮下埋め込み型中心静脈ポートの点滴中の管理

点滴開始から点滴中の管理

1 正しい位置に針先があるか確認

ポートに針が留置されたら，針先が正しい位置（セプタムの下部）にあるか以下の点を確認します．

> ①オープンタイプのカテーテルの場合：血液の逆流の有無（**図4**）
> ②逆流防止弁がついているカテーテルの場合：
>   生理食塩水が抵抗なく注入でき，針の周囲の皮膚の腫れ・痛みがないか

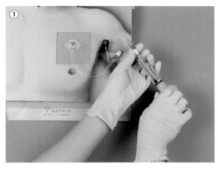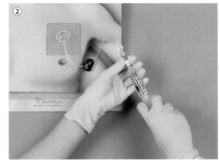

図4 ● 血液の逆流の確認

2 スムーズに薬液が流れるか確認

点滴を開始するときや点滴ボトルを交換するときは，自然滴下（点滴を落差で滴下させること）でスムーズに薬液が流れるか確認します．

3 薬液の注入を開始したら以下の点を観察

> ①針が入っている周り皮膚の痛み，腫れ，赤みがないか
> ②ポートおよびポートから離れた皮膚の痛み，腫れ，赤みがないか
> ③点滴チューブの接続部から薬液が漏れていないか
> ④固定の絆創膏がはがれていないか
> ⑤針が抜けそうになっていないか

Check out
the video below!

皮下埋め込み型中心
静脈ポート洗浄の手順

ポートの洗浄

1 点滴終了時の洗浄

　カテーテルの中とポートの中に残っている薬液を生理食塩液で洗い流します．洗い流すときには，薬液を注入する時の圧力がかかりすぎないように10cc以上の注射器を使いゆっくりと注入します．

2 ポートを使用しないときの洗浄

　点滴を行わなくても，4週間に1度は生理食塩液で洗い流します．洗浄のあとにヘパリン加生理食塩水でカテーテルをロックする（薬液を満たしておくこと）必要があるものは，メーカーの説明書に従い処置を行います．

3 コアレスニードル（ポート専用の針）の交換

　継続的に点滴を行うときには，少なくとも7日に1回の頻度でコアレスニードルを交換することが望まれます．

　また，間欠的に（たとえば朝と夕に数時間ずつの点滴など）点滴を行うときは，コアレスニードルを留置したまま使用を続けると感染を起こすことがあるため，点滴を行うたびに針を刺すことが望まれます．

皮下埋め込み型静脈ポートの穿刺から抜針の手順

穿刺の手順

必要物品を準備

用語解説
＊1　ポート専用
　　　留置針
通常の注射針では，セプタムがえぐられ削り取られる（コアリング）ことがある．そのため，ポートの穿刺にはコアレスニードルと呼ばれる専用の針を使用する．コアレスニードルには針刺し防止機能がついているタイプもある．

- ● コアレスニードル（ポート専用留置針＊1）（図5）
- ● 消毒綿（70％消毒用イソプロパノールまたは10％ポビドンヨード）
- ● 手袋
- ● フラッシュ用生理食塩液（注射器は10cc以上を使用）
- ● 透明ドレッシングテープと固定用テープ

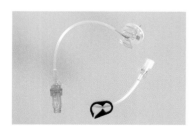
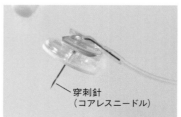
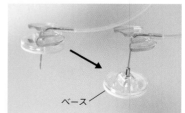

穿刺針
（コアレスニードル）

ベース

図5 ● 針刺し防止機能付きコアレスニードル（シュアカン・セーフティーⅡ）
引き抜いた際に穿刺針がベースの下に戻らないようなしくみになっている

穿刺の実施手順（図6）

Check out
the video below!

皮下埋め込み型中心
静脈ポート穿刺の手順

☐1 消毒綿で，ポート中心から周囲に向かって円を描くように消毒します．

☐2 人差し指と親指でポートをはさみ，ポートの位置を確認し固定します．

☐3 ポートに対して直角に穿刺します．

☐4 できるだけポートと皮膚の間に隙間を作らないように密着させて，ポート
全体を覆うように透明フイルムテープを貼ります．

Point
● 針と皮膚の隙間があくときにはガーゼを使用して固定する
（図7）．

☐5 引っ張られないように，透明フイルムテープの出口をテープで固定する．

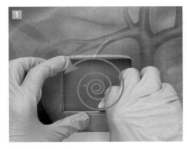
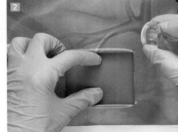
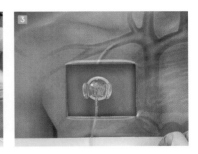
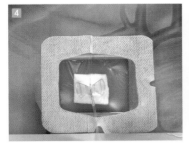
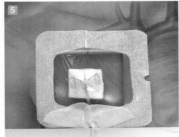

図6 ● 穿刺の手順

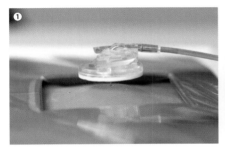
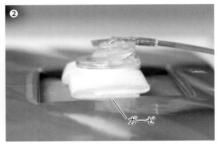

図7 ● コアレスニードルのガーゼを使った固定

第4章 抗がん薬の投与

抜針の手順

必要物品を準備（図8）

Check out
the video below!

皮下埋め込み型中心
静脈ポート抜針の手順

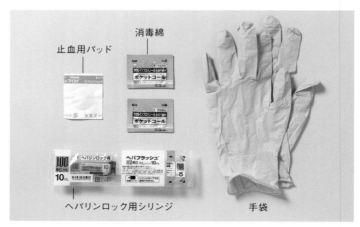

図8 ● 抜針時の必要物品

● 消毒綿（70%イソプロパノール）　● 絆創膏（止血用パッド）
● 手袋　● ヘパリンロック用シリンジ　● 針専用廃棄ボックス

抜針の実施手順

1　手を洗い，手袋をはめ必要物品を揃えます．

2　カテーテル洗浄のための注入口を消毒綿で消毒します（図9）．

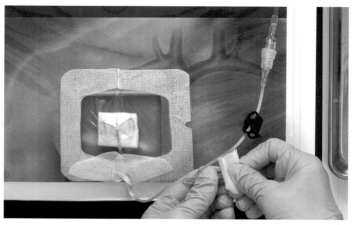

図9 ● 注入口の消毒

3 洗浄液を接続し，ゆっくりと注入します（図10）．

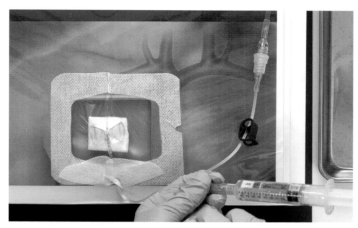

図10 ● ヘパリンロック用シリンジによる注入

4 針が抜けないように注意しながら固定用のテープをはがします（図11）．

Point

● ウイングについたテープがうまくはがれない場合
皮膚のテープをはがした後，ウイングについたテープがうまくは
がれない場合は，ウイングの上にはがしたテープをまとめて針を
抜くとスムーズにいく．

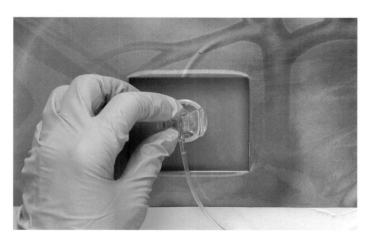

図11 ● 固定用のテープをはがす

5 片方の指でベースを押さえ，もう片方の指でウイングをつかみます（図12）．

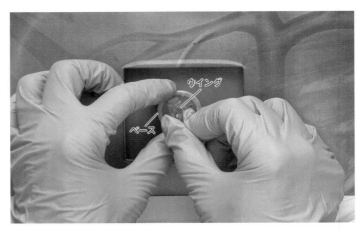

図12 ● 抜針開始

6 針を垂直にまっすぐ引き抜きます（図13）．

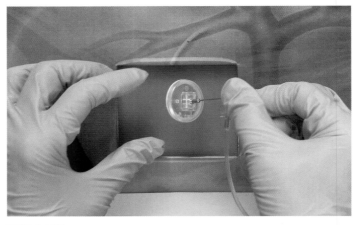

図13 ● 抜針

7 抜針部を消毒綿で押さえ，止血ができたら絆創膏を貼ります．

皮下埋め込み型中心静脈ポートの自己管理

注意点

- ポートや針の周囲をぶつけたり，強く圧迫することがないように注意して過ごすよう指導しましょう．
- 針が入っている時は，チューブが引っ張られて抜けないように注意します．

入浴

針が入っているとき：針の箇所を濡らさないように注意しましょう．

針を抜いてから：抜針後，数時間（2〜3時間）経てば入浴可能です．

Point

● 針の穴が大きく空いて傷がある場合は，保護用のフィルムドレッシング材を貼る必要がある．

活動や運動

- 家事や仕事に制限はありません．
- ポートが入っている腕を大きく回す運動（ゴルフやテニスなど）をしてはいけないかどうかはわかっていません．腕を動かすことでカテーテルが破損する可能性もあるため，激しく動かすことはできれば避けたほうがよいでしょう．

ヒューバープラス®の場合の抜針

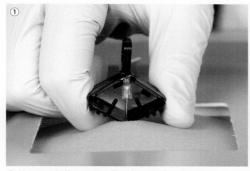 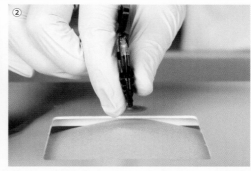

① 利き手の親指と人差し指の第二関節の内側でウイングを把持する．② 持ち上げるようにしながら，ウイングを両側から押す．針が収納されると「パチッ」という音とともにウイングがロックされます．

第4章 抗がん薬の投与

引用・参考文献

1. 福島雅典ほか：がん化学療法と患者ケア（改訂第2版）. p.145-152, 医学芸術社, 2005.
2. 荒井保明ほか：中心静脈ポートの使い方〜安全挿入・留置・管理のために〜. 南江堂, 2008.

3. 抗がん薬の投与後のケア

ライン洗浄，抜去，止血，留置ラインの保全，投与後の患者教育

- 抗がん薬の投与が完了した後はレジメンを確認のうえ，適切に処置を行います．

- 自己抜針の方法などの患者指導は施設の指示にしたがって丁寧に行いましょう．

- 抗がん薬による治療後は急性症状が出現しやすいため，患者に受診の目安を伝えておきましょう．

　抗がん薬の投与が終了したら，レジメンの指示のすべての投与が終了していることを注射指示書で確認します．留置している末梢ラインは，指示に基づき適切な方法で抜去し，確実に止血を行います．

　中心静脈ラインや皮下埋め込み型静脈ポートが留置されている場合は，適切な方法でライン保全のための処置を行います．

　また，インフューザーポンプを用いて在宅化学療法を行う患者の場合は，施設の指導方法に基づき患者自身が留置ライン保全のための処置と自己抜針を行います．患者が処置を確実に行うことができるように教育を行うことが必要になります．

点滴ラインの洗浄

点滴ライン洗浄の目的

　点滴ライン洗浄の目的は，点滴ルート内に残存する抗がん薬をすべて投与することと，抜針の際に点滴ルート内に残存する抗がん薬による血管外漏出や曝露を防止することの2点です．

ライン洗浄の手順

1 抗がん薬の点滴が終了したら洗浄用のボトルにラインを接続します（図1）.

 Point ● 生理食塩液や5%ブドウ糖液などを用いることが多い.

2 レジメンの指示どおりの投与速度でラインに生理食塩液を流します（図2）.

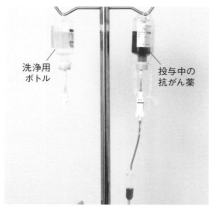

洗浄用ボトル　投与中の抗がん薬

図1 ● 投与中の抗がん薬の隣にあらかじめ洗浄用ボトルを準備しておく

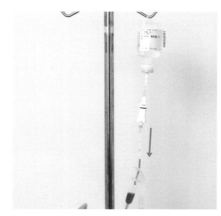

図2 ● ライン洗浄中の様子

末梢静脈ラインの抜去と止血

ライン抜針後の止血は，5分間しっかり行います.

 Point
● 抗凝固薬を内服していたり血小板減少がみられる患者は，止血不良になる傾向があるため，確実に止血ができているか確認する.
● とくに，血管痛を引き起こしやすい抗がん薬や，インフュージョンリアクションを起こしやすい分子標的薬は，点滴ライン洗浄の投与速度が，それまでの抗がん薬の投与速度より早くならないように注意が必要である.

①アルコール過敏の患者の場合は，アルコールフリーの消毒綿を使用します（図3）.
②皮膚が脆弱な患者の場合は，リムーバーを使用すると絆創膏の剥離刺激を緩和することができます（図4）.

第4章 抗がん薬の投与

201

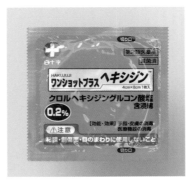

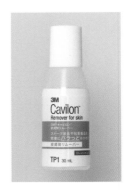

図3 ● アルコールフリーの消毒綿   図4 ● リムーバー

留置ラインの保全

　末梢ライン以外の投与ルートの場合は，施設基準に沿って留置ラインの保全を行います．

点滴ボトルとルートの廃棄

　抗がん薬投与に使用した物品は，すべて感染性廃棄物として取り扱う必要があります．

Point ● 日本では抗がん薬の廃棄について法的整備がされていないため感染性廃棄物容器を使用している．

使用物品の廃棄手順

1. 留置針を抜針したら，点滴ボトルとルートをビニール袋に入れしっかり口を閉じます．

   Point ● ガイドラインではチャック付きビニール袋に入れて封をすることが推奨されている．

2. 1 を速やかにハザードボックスに廃棄します（図5）．

3. 手洗いとうがいを行います．

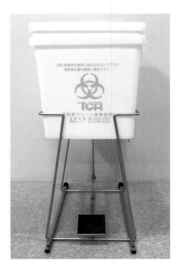

図5 ● ハザードボックス

在宅化学療法を行う患者への教育

　大腸がん化学療法には，インフューザーポンプ（携帯型ディスポーザブル注入ポンプ）に充填した抗がん薬を持ち帰り，在宅で継続する治療があります（FOLFOX療法/FOLFIRI療法）。

　患者は，皮下埋め込み型静脈ポートから抗がん薬を48時間持続投与し，終了したら自宅でポート用の針を抜針します。

インフューザーポンプについて

　インフューザーポンプ（携帯型ディスポーザブル注入ポンプ）は，薬液を入れるゴム製のバルーンとそれを保護する容器からなり，一定の速度で体内に注入できるように流量制御されています（図6）。

Point
- 流量制御部があるインフューザーポンプは，体温程度の温度で誤差が生じにくいようになっているため，皮膚に密着させることが必要である。
- インフューザーポンプ本体は，落としたり，踏んだりしても丈夫にできており，破損することはない。

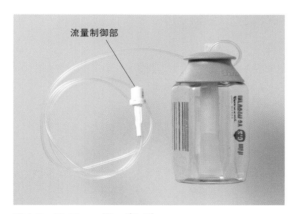

流量制御部

図6 ● インフューザーポンプ

抗がん薬投与中の管理

残量の確認

　薬液は1時間に数mLずつ注入されるため，見た目には注入されていることを確認できません。そのため，1日2回程度バルーンが縮んでいるかどうかを患者に確認してもらいます。

　筆者の施設では，患者に薬液残量チェックシート（図7）を渡して記入してもらっています。

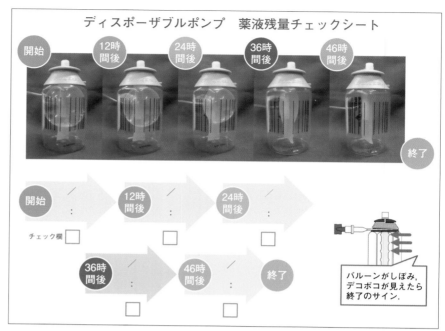

図7 ● 薬液残量チェックシート

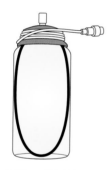

**図8 ● ボトルにマー
キングする**

確認の方法の例

● バルーンの大きさに沿いボトルに油性ペンでマーキングする（図8）.

● キッチンスケールなどで重さを計る.

抗がん薬注入中の留意点

・針の刺入部をぶつけたり，圧迫されないように注意します.

・ルートを折り曲げたり，引っ張らないように注意します.

・就寝時は，ポンプを枕元などに置いておき，寝返りを打っても身体の下敷き
にならないようにします.

・入浴は，針の周囲を濡らさないように，また，インフューザーポンプはビ
ニール袋などに入れて水がかからないようにする，などの注意をすれば可能
です（下半身だけのシャワーや半身浴）.しかし，汗により貼付剤がはがれる
こともあるため針を抜いてからの方が無難でしょう.

・飛行機などによる気圧の変動は，ポンプ機能に影響はありません.

自己抜針の方法

　施設により取り扱う医療器具が異なるため，施設の教育の手順にそって指導
を行います.

　筆者の施設では，**図9**の手順のシートを患者と一緒に確認しながら抜針手順

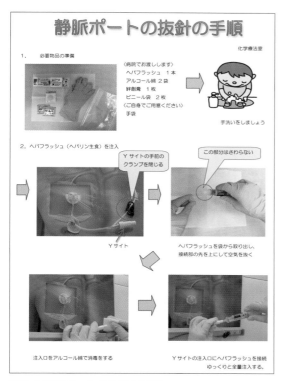
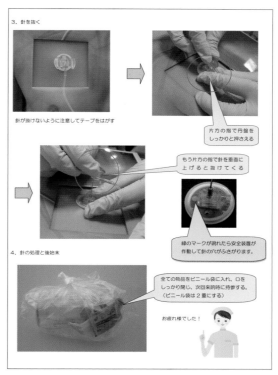

図9 ● 静脈ポートの抜針の手順

の指導を行っています．抜針の手順について，詳細は「抜針の手順」(p.196 ～ 198)を参照してください．

使用後の器具の廃棄

- 使用後のインフューザーポンプ，コアレスニードル，ヘパリンロック用シリンジ（もしくは生理食塩液）は医療廃棄物のため，家庭で捨てず病院に持参してもらいます．

- 抜針の際に使用した物品は，すべて二重にしたビニール袋に入れ，しっかり口を閉じるように指導します（**図10**）．

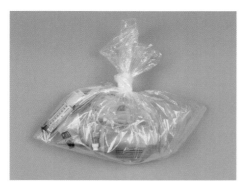

図10 ● 使用器具の廃棄

トラブルが起きたときの対処方法

　在宅化学療法中に針が抜ける，チューブが破損するなどのトラブルが起きたときには，病院に連絡をして早めに来院してもらうようにします．

針が抜けてしまったとき

　針が抜けても，刺入部からの出血はわずかなことが多いです．そのため，あわてずに通常の抜針の手順で処置を行い，落ち着いたら病院に連絡を行うように説明します．

　なお，抗がん薬が皮下に漏出している可能性があるため，連絡があったときには刺入部周囲の皮膚の状態（発赤，腫脹，疼痛の有無）を確認します．

チューブが破損して薬液が漏れているとき

　そのままにしておくと，薬液が漏れ続け周囲を汚染したり，カテーテル内に血液が逆流して閉塞してしまうことがあるため，発見したらすぐに病院に連絡を行うように説明します．

投与後の患者教育

副作用症状のセルフモニタリングとセルフケア

　抗がん薬投与後は，一般的に図11のような経過で副作用症状が出現します．
　投与当日から，症状の変化を自ら観察（モニタリング）し，指導された方法で自らのケア（セルフケア）を行うことで症状を予防したり，緩和することが可能となることを説明します．

異常の早期発見と対処（受診行動）

　抗がん薬投与中や終了直後には現れなかった急性症状や，白血球（好中球）減少に伴う発熱などの症状があれば，我慢せず医療者に伝えるように指導を行います．
　外来であれば，日中はかかりつけの診療科，夜間・休日は救急外来に連絡し，受診をするように指導を行います．

受診の目安になる症状の例
- 38℃以上の発熱　● 5回以上の下痢や嘔吐で脱水傾向のとき
- 激しい腹痛や胸痛　● 全身の発疹や発赤
- 呼吸困難感や激しい咳

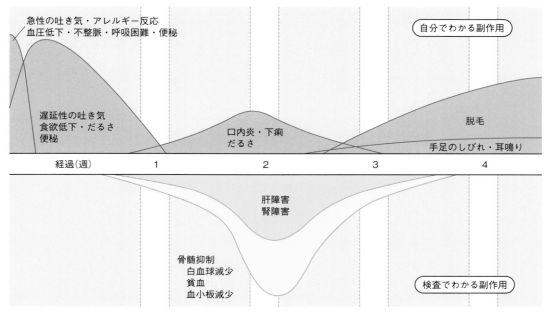

図11 ● 抗がん薬投与による副作用症状の出現経過

日常生活を送る上での留意点

感染予防

　骨髄抑制はほとんどの抗がん薬の共通の副作用です．使用するレジメンにより骨髄抑制の程度や時期は異なりますが，おおむね投与7〜14日は易感染状態であるため，感染予防を行うように指導します．

①手洗い：流水と石けんによる手洗いを頻回に行うこと．とくに，食事の前や排泄後，清掃などの家事を行ったときには必ず手洗いを行う．
②マスクの装着：飛沫による感染を予防するためにマスクを装着する．とくに，不特定多数の人ごみに出るときには必ず装着することが望ましい．
③外出後のうがい：口腔，咽頭からの病原菌の侵入を防ぐ．
④身体の清潔を保つ：入浴やシャワーを行い皮膚，陰部や肛門周囲の清潔を保持する．食後には歯磨きを行い，口腔粘膜炎を予防する．
⑤感染者に近づかない：インフルエンザや急性胃腸炎などの感染者への接触を避けるようにする．

食事のポイント

　悪心・嘔吐，食欲低下，味覚障害などで食事が思うようにとれないことがあります．また，白血球が減少しているため，生ものを避け，十分加熱されたものを食べることが必要な時期があります．

悪心・嘔吐，食欲低下時の食事

　症状があるときには，無理に食べようとせず，食べたいものを食べられるときに摂取するよう指導しましょう．

> **摂取しやすい物の例**
> ● においの少ないもの　　● 味の濃いもの
> ● 冷たくてのどごしがよいもの　　● 硬い食感のもの

味覚障害のあるときの食事（表1）

　味覚障害は，食欲を低下させるだけでなく，食事の楽しみを失うことで精神的ストレスが高くなります．患者により味覚そのものが低下する場合と，特定の味覚が強く感じる場合があります．

白血球（好中球）減少時の食事

　入院中は，白血球（好中球）減少の程度により生禁食や無菌食を提供する場合があります．在宅では，以下のポイントを守り調理するように指導します．

> **調理時のポイント**
> ● キッチンを清潔に保つ　　● 食べ物を取り扱う前後は手洗いをする
> ● 生ものの保管と取り扱いは清潔に行う　　● 加熱を十分に行う
> ● 調理したものは早めに食べる　　● 賞味期限（品質保持期限）を確かめる

環境整備と危険の防止

療養環境を清潔に保つこと

　感染予防では，身体の清潔の保持だけではなく，ほこりやカビなどを除去することや，ペットの排泄物や害虫を介した感染に注意が必要です．定期的に自宅の清掃を行い，衛生的な環境を保持するように指導を行います．

表1 ● 味覚障害がある場合の食事の工夫

味を感じない場合	•全体に味を濃くしてみる
塩味・しょう油味を 苦く感じる場合， 金属味を感じる場合	•塩，しょう油を控えてみる •だしの風味を利用する •食前にレモン水や梅酢などで味覚を刺激する •味噌ドレッシングなどを利用してみる •無糖の硬い飴をなめる
食べ物が苦く感じる場合	•甘みを強めにしてみる •キャラメルなどの甘いものをふくむ
甘味を強く感じる場合	•しょう油，塩味を強くしてみる •酸味のある食品を利用してみる •砂糖，みりんなど甘味のある調味料を控えてみる

（国立がん研究センターがん対策情報センター：がん情報サービスを参照して作成）

危険の防止

　末梢神経障害によりしびれ感や感覚低下をきたすことで，思わぬ事故を起こす危険があるため注意が必要です．

- ●つまずいたり，転倒しないよう注意をする
  ヒールの高い靴や滑りやすい靴は避け，歩行しやすい靴を選ぶ．
  階段昇降や雨の日などは足元に注意して歩くようにする．
- ●調理中の火傷や切り傷に注意をする
  熱い物が入った容器を落とさないようにする．指先の機能低下により，
  包丁で切り傷を起こしやすい状況になるため注意する．

引用・参考文献

1. 荒尾晴恵ほか編：味覚障害. 患者をナビゲートする！ スキルアップ　がん化学療法看護　事例から学ぶセルフケア支援の実際.
   p.82，日本看護協会出版会，2010.
2. 長場直子編：がん化学療法の理解とケア. 学研メディカル秀潤社，2005.
3. 荒尾晴恵ほか編：患者をナビゲートする！ スキルアップ　がん化学療法看護　事例から学ぶセルフケア支援の実際. 日本看護
   協会出版会，2010.
4. バクスター：バクスターインフューザー　製品情報
   https://www.baxterpro.jp/products/drug_delivery/infusor（2021年6月7日検索）

4. 経口抗がん薬の服薬指導

● 経口抗がん薬は長期間の服用が必要なため，在宅での治療が多くなります．

● 経口抗がん薬は毎日決まった時間に決まった量を確実に内服することが重要です．

● 患者が正しく服用できるよう，患者指導は患者が理解しやすい言葉で説明しましょう．

　経口抗がん薬は，単独で投与されるだけではなく，注射薬の抗がん薬や放射線療法と併用されるなど，さまざまな投与方法があります．

　経口抗がん薬は長期間の服用が必要で，ほとんどが在宅での治療になります．そのため，患者自身が正しい方法で服薬管理を行い，出現した副作用症状に応じたセルフケアを行うことが必要となります．

　したがって，患者の理解力やコンプライアンス，社会背景などを考慮しながら服薬指導を行うことがポイントとなります．

経口抗がん薬の種類と特徴

　経口抗がん薬には細胞障害性抗がん薬と分子標的薬のほかに，ホルモン療法薬や，血液腫瘍などに使われる副腎皮質ステロイド薬も含めます（**表1**）．

　経口抗がん薬は，毎日決められた時間帯に決められた量を確実に内服するこ

表1 ● 主な経口抗がん薬

分類	薬剤名
細胞障害性抗がん薬	シクロホスファミド(エンドキサン®)，テモゾロミド(テモダール®)，メルファラン(アルケラン®)，エトポシド(ベプシド®)，テガフール・ギメラシル・オテラシルカリウム(ティーエスワン®)，カペシタビン(ゼローダ®)，メトトレキサート(メソトレキセート®)
分子標的薬	イマチニブ(グリベック®)，ダサニチブ(スプリセル®)，ゲフィチニブ(イレッサ®)，スニチニブ(スーテント®)，エルロチニブ(タルセバ®)，ソラフェニブ(ネクサバール®)，ラパチニブ(タイケルブ®)
ホルモン療法薬	タモキシフェン(ノルバデックス®)，エキセメスタン(アロマシン®)，アナストロゾール(アリミデックス®)，ビカルタミド(カソデックス®)
副腎皮質ステロイド薬	プレドニゾロン(プレドニン®)，デキサメタゾン(デカドロン®，レナデックス®)
免疫調節薬	サリドマイド(サレド®)，レナリドミド(レブラミド®)，ポマリドミド(ポマリスト®)

とで，治療の効果を発揮します．1回の投与量が多いほど，また治療期間が長くなるほど副作用症状が出やすくなる傾向があります．

経口抗がん薬の主な副作用症状とセルフケア

抗がん薬の種類により副作用症状は異なります．比較的多く見られる副作用症状は「骨髄抑制」「消化器症状」「口腔粘膜障害」「皮膚障害」「味覚障害」などです．また，分子標的薬で注意が必要な症状として「間質性肺炎」「高血圧」「皮膚障害」などがあります．

それぞれの症状に応じたセルフケアが必要ですが，感染予防，マウスケア，スキンケアなどを積極的に行い，副作用症状を予防することがポイントとなります．

経口抗がん薬服用上の留意点

抗がん薬は，一般薬と違い効果が期待される用量と副作用が現れる用量が近接しています．そのため，決められた方法を守り，正しく服薬することが必要です．

患者指導は，以下のような内容を患者が理解しやすい言葉で説明しましょう．

決められた投与スケジュールを守ってもらう

抗がん薬の種類により，毎日内服するものと，一定期間内服したら休薬期間（内服薬をお休みする期間）があるものがあります．経口抗がん薬を2種類内服する治療の中には，毎日内服するものと休薬があるものの組み合わせがあり注意が必要です（図1）．

決められた量と回数を守ってもらう

前の内服を忘れてしまっても，次の内服で2回分を一緒に飲まないようにしてもらい，もし間違って多く内服してしまった場合は，すぐに主治医に連絡してもらいます．

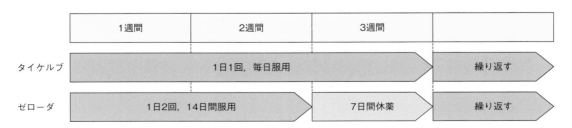

図1 ● 経時的服用スケジュールの例

表2 ● 併用すると相互作用があるものの例

グレープフルーツの果肉やジュース	イマチニブ（グリベック®），ダサニチブ（スプリセル®），ゲフィチニブ（イレッサ®），ソラフェニブ（ネクサバール®），スニチニブ（スーテント®），ラパチニブ（タイケルブ®）	作用が強くなり，副作用が増えることがあります
アスピリン，NSAIDs	メトトレキサート（メソトレキセート®）	
喫煙	エルロチニブ（タルセバ®）	作用が弱くなり，効果が減ることがあります
セイヨウオトギリソウ：セントジョーンズ・ワート（抗うつ薬）	イマチニブ（グリベック®），ダサニチブ（スプリセル®），ゲフィチニブ（イレッサ®），ソラフェニブ（ネクサバール®），スニチニブ（スーテント®），ラパチニブ（タイケルブ®）	

決められた内服時間を守ってもらう

内服時間は食前，食後，食間などの指定があるため，決められたタイミングで内服を行います．これは，空腹時と食後では胃酸のpHが変化するため，薬の吸収に影響があるためです．

また，高脂肪食をとったときに薬の吸収が低下するので，食事の1時間前か，食後2時間以上たってから内服するものもあります．

そのままの形で内服してもらう

安全性が保証されていないことや曝露の危険があるため，砕いたり，カプセルの中身を取り出して内服してはいけません．

併用を避けるべき内服薬や嗜好品などの注意点を守ってもらう（表2）

併用することが禁止，または注意が必要な薬剤の組み合わせがあります．他院で処方されている内服薬があれば，担当の医師や薬剤師に伝えるように説明します．

経口抗がん薬の保管・管理方法を守ってもらう

高温・多湿のところは避け，こどもの手の届かないところに置いてもらいましょう．また，自分以外の他人には渡さないように指導します．

なお，サリドマイド（サレド®），レナリドミド（レブラミド®），ポマリドミド（ポマリスト®）は薬の保管・管理に特別な注意が必要な経口抗がん薬です．毎回の処方のたびに，飲み終わった薬剤のシートを病院に持参してもらい，薬剤師が必ず確認をすることが義務づけられています．

引用・参考文献

1. 古河　洋ほか監：安全使用これだけは必要！外来がん化学療法Q&A ─抗がん薬の適正・安全使用と副作用対策─（第2版）．じほう，2010.
2. 田中登美編：基礎知識・レジメン・チーム医療　外来がん化学療法．学研メディカル秀潤社，2010.
3. ノバルティス　ファーマ：患者向医薬品ガイド　タイケルブ錠250mg（2020年10月更新）https://drs-net.novartis.co.jp/siteassets/common/pdf/tyk/gd/gd_tyk_202010.pdf（2021年6月7日検索）

第 5 章

外来化学療法

Contents

外来化学療法の流れとケア

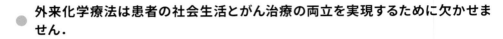

- 外来化学療法は患者の社会生活とがん治療の両立を実現するために欠かせません．

- 医療者の管理の外側にあるプライベート空間で，安全な投薬を可能にするためには工夫が必要です．

- 内服抗がん薬での治療の際は患者日誌などに，患者自身で自宅での内服の様子，副作用の出現，体調変化や血圧，体重，体温の推移などを記載してもらいます．

Clinical Nursing Skills｜Cancer Chemotherapy Nursing

はじめに

　2000年以降，抗がん薬投与の入院から外来への移行が進み，今では外来化学療法は日常臨床にすっかり定着しました．当院でも，初回導入やハイドレーションを要する特殊なレジメンを除いて，基本的には外来で治療を行います．

　外来での抗がん薬投与は，仕事など患者の社会生活とがん治療の両立を実現するために欠かすことができません．がん治療が病院という特殊なシステムの中だけでなく，社会の中にポジションを見出し，共存できるようにすることは将来においても重要です．その一方で，医療者の管理の外側にあるプライベート空間で，安全な投薬を可能にするためには工夫を要します．

　当院での取り組みを含めながら，実際の投与の時系列に従って，外来化学療法のエッセンスをみていきましょう．

外来化学療法の実際

治療開始前日まで

　主治医により，治療の目的，意義，予測される効果と代表的副作用，投薬のスケジュール，副作用出現時の対処法などについて一通りの説明を行い，患者の同意を得てからが治療の開始となります．その際の同意は文書で行い，カルテに取り込まれます．

　この段階で主治医の説明に不足がなく，患者の理解も十分であるのが理想的ですが，限られた診療時間では行き届かない点があるのが実際です．また，患

者は診断や治療の話の一部を聞いただけで，頭が真っ白になってしまうことも珍しくありません．そのため，病状が許せば，説明と治療開始は別の日に行うようにしたり，ご高齢の方などでは家族の同席をお願いしたりするなどの配慮も必要です．

当院では，看護師による表現の方がわかりやすいということもあり，医師からインフォームド・コンセント（IC）の記載があっても，重要な点は確認し，適宜補足するチーム医療による対応をこの時点から進めています．

治療当日の流れ

抗がん薬の投与前

抗がん薬の投与前にはほぼ採血を行い，骨髄抑制から回復が得られているか，肝・腎機能などの薬物代謝に関わる主要臓器機能の異常がないかなどのチェックを行います．細胞障害性抗がん薬による骨髄抑制，とくに好中球減少は最も頻発する副作用ですが，自覚症状がないことから，好中球減少が起きていることに気が付いておらず，問題なく化学療法を受けられると思って来院している患者も多くいます．そのため，「副作用には自覚症状を伴わない事象もある」ということを，事前の指導で伝えておき，日程の変更にも対応できるスケジューリングをお願いしておく配慮も大切です．

抗がん薬投与前のケア

医師の診察後，内服薬だけであれば処方して当日の診療は終了しますが，点滴による抗がん薬投与がある場合は外来化学療法室（ATC）で投与を受けます（**図1**）．

内服，点滴ともに実施にあたっては薬剤師によるダブルチェックが行われ，疑義は医師に必ず確認を行います．同意書も看護師によるダブルチェックが行われ，カルテに取り込まれます．同意書には治療に対する同意の他，抗がん薬の血管外漏出のリスクなどについても記載しています．

略語
ATC
外来化学療法室：ambulatory therapy center

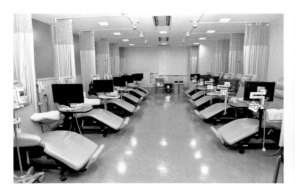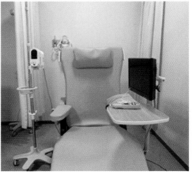

図1 ● 外来化学療法室（ATC）

当院では内服薬を含む化学療法では，薬剤師外来で説明・指導が行われることも多いです（図2）．副作用やスケジュールの確認だけでなく，患者日誌のつけ方や副作用出現時の頓用薬の内服方法などについても細かく説明します．

● 曝露対策

抗がん薬投与にあたって，医療者への抗がん薬曝露を避けることも重要です．薬剤師による調剤は，安全キャビネット内で適切な防護をした上で行い（図3），薬剤は専用の搬送経路（パスボックス）でATCに直接届けられます．ATC看護師も十分な曝露対策をしながら，患者への投与を行います．

● 誤投与の防止

誤投与は最も避けなければなりません．採血結果が出て，抗がん薬の実施が確定されるラッシュの時間帯は非常に混み合ううえに，同時間帯に同じ治療を受けている患者が複数存在します．同じ治療であっても体表面積やアレルギーなどの有害事象歴によって，投与量は個別に異なります．また，減量は当日の診察結果によって行われることが多く，薬剤師・看護師はとくに注意して確認をする必要があります．当院では，看護師間でのダブルチェックだけでなく，電子カルテシステムでのバーコードによる認証で誤投与を防ぐようにしています（図4）．

投与中のケア

投与開始後は定期的に回診し，体調・輸液速度の確認などを行います．バイタルサインをチェックするだけでなく，点滴刺入部を注意深く観察し，血管外漏出を早期に発見する試みも行っています（図5）．抗がん薬投与の前投薬として用いられることの多い抗ヒスタミン薬には，眠気の副作用があり，血管外漏出による疼痛に患者自身が気付きにくいことがあるため，医療者がきちんと確

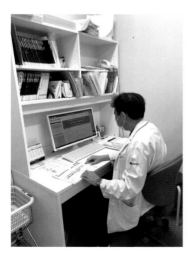

図2 ● 薬剤師外来（ATC内）の様子

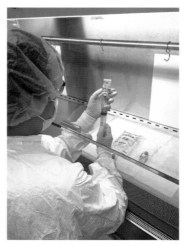

図3 ● 安全キャビネットでのミキシング

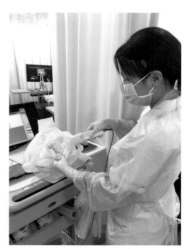

図4 ● バーコードによる患者確認

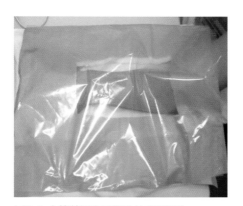

図5 ● 血管外漏出早期発見の取組み

かめることが重要です．アレルギー，アナフィラキシー，インフュージョンリアクションの症状がみられた際には，直ちに投与を中止して医師の診察を仰ぎます．

　当院では，緊急に迅速な対応ができるよう当番制で医師を配置し，救急科の医師とも即座に連携がとれる体制にしています．

投与後のケア

　投与後に安全に帰宅していただけるようにすることも忘れてはいけません．独歩での帰宅に不安がありそうな高齢の方や遠方からの患者には家族などの付き添いをお願いします．

内服抗がん薬

患者指導のコツ

　内服抗がん薬の投与は，帰宅後の自宅で始まるため，副作用が起こった時の連絡を事前に指導するだけではなく，初回治療時には副作用発現時の頓用薬をあらかじめ処方しておき，重症化させない工夫をしましょう．

　患者は，基本的にはきちんと服用される方がほとんどです．だからこそ，体調不良時にも無理に内服を継続して，体調を悪化させてしまい却って治療の遅滞を招いてしまうこともあります．『頑張りすぎないように』指導することが必要な場合もあるということを留意しておきましょう．

　コンプライアンス（服薬遵守）に不安がある患者には，投与翌週の外来フォローを入れたり，看護師から電話で状態確認を行ったりすることもあります．治療開始まもなくは，特に注意しましょう．独居の方などでこのような電話連絡により，重症になる前に受診を指示できたこともあります．

患者日誌（図6）

　患者日誌などに，患者自身で自宅での内服の様子，副作用の出現，体調変化や血圧，体重，体温の推移などを記載してもらいます．この記録は，外来で医師・薬剤師・看護師がそれぞれチェックして今後の指導の参考にします．最近は，専用の日誌アプリなどを用いて，より詳細でリアルタイムな自宅での様子を把握する試みも行われるようになってきています．

将来の外来化学療法

　がん治療と社会生活の共存は，高齢化が進む今後ますます重要な課題です．

　COVID-19の世界的流行により，オンライン診療をはじめとした医療へのIT技術の普及は加速的に進むことが予想され，また，医療のみならず社会全体が，AIを用いたデータの収集・管理・利用・活用を導入し，新しい姿へと変貌を遂げようとしています．外来化学療法はもともと社会のニーズから生まれたものであるため，こうした技術革新や社会構造の変化による影響を密接に受けながら，今後も進化していくでしょう．

	1日目	2日目	3日目	4日目	5日目	6日目	7日目	…
体重	kg	kg	kg	kg	kg	kg	kg	…
体温	℃	℃	℃	℃	℃	℃	℃	…
血圧	-/-mmHg	-/-mmHg	-/-mmHg	-/-mmHg	-/-mmHg	-/-mmHg	-/-mmHg	…
乾いた咳が出る	はい・いいえ	不変・悪化	不変・悪化	不変・悪化	不変・悪化	不変・悪化	不変・悪化	…
息切れがする	はい・いいえ	不変・悪化	不変・悪化	不変・悪化	不変・悪化	不変・悪化	不変・悪化	…
足・腕に力が入らない	はい・いいえ	不変・悪化	不変・悪化	不変・悪化	不変・悪化	不変・悪化	不変・悪化	…
ものが二重に見える	はい・いいえ	不変・悪化	不変・悪化	不変・悪化	不変・悪化	不変・悪化	不変・悪化	…
1日4回以上の下痢がある	はい・いいえ	不変・悪化	不変・悪化	不変・悪化	不変・悪化	不変・悪化	不変・悪化	…
腹痛が持続している	はい・いいえ	不変・悪化	不変・悪化	不変・悪化	不変・悪化	不変・悪化	不変・悪化	…
便に血が混じるか黒い便が出る	はい・いいえ	不変・悪化	不変・悪化	不変・悪化	不変・悪化	不変・悪化	不変・悪化	…
口が渇く	はい・いいえ	不変・悪化	不変・悪化	不変・悪化	不変・悪化	不変・悪化	不変・悪化	…
水分摂取量が多くなった	はい・いいえ	不変・悪化	不変・悪化	不変・悪化	不変・悪化	不変・悪化	不変・悪化	…
尿量が多くなった	はい・いいえ	不変・悪化	不変・悪化	不変・悪化	不変・悪化	不変・悪化	不変・悪化	…
日常生活に影響がでるほどだるい	はい・いいえ	不変・悪化	不変・悪化	不変・悪化	不変・悪化	不変・悪化	不変・悪化	…
手足のしびれや痛み，感覚の麻痺がある	はい・いいえ	不変・悪化	不変・悪化	不変・悪化	不変・悪化	不変・悪化	不変・悪化	…
尿量が減っている	はい・いいえ	不変・悪化	不変・悪化	不変・悪化	不変・悪化	不変・悪化	不変・悪化	…
血尿が出る	はい・いいえ	不変・悪化	不変・悪化	不変・悪化	不変・悪化	不変・悪化	不変・悪化	…
浮腫がある	はい・いいえ	不変・悪化	不変・悪化	不変・悪化	不変・悪化	不変・悪化	不変・悪化	…
嘔吐がある	はい・いいえ	不変・悪化	不変・悪化	不変・悪化	不変・悪化	不変・悪化	不変・悪化	…
皮膚に水ぶくれができた	はい・いいえ	不変・悪化	不変・悪化	不変・悪化	不変・悪化	不変・悪化	不変・悪化	…
口内炎で食事がとれない	はい・いいえ	不変・悪化	不変・悪化	不変・悪化	不変・悪化	不変・悪化	不変・悪化	…

図6 ● 患者日誌の例

〈外来化学療法の流れ〉

診断

・主治医による治療の説明

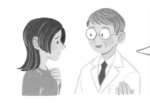

・治療の目的と意義
・予測される効果と代表的副作用
・投薬スケジュール
・副作用出現時の対処法
・治療法の提示・比較
（代替方法や他の選択肢がある場合）

投与前日

- -

投与当日

投与前

・医師の診察

体調と治療同意の確認

・採血

・血算（好中球数など）の確認
・主要臓器機能（肝・腎など）の確認

・ダブルチェック

・薬剤師による注射せんのダブルチェック
・看護師による同意書のダブルチェック

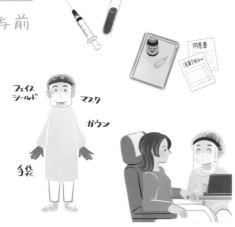

フェイスシールド　マスク　ガウン　手袋

・患者投与時の曝露対策

フェイスシールド，マスク，ガウン，手袋の着用

・患者確認

・薬剤師による処方せんのダブルチェック
・看護師による同意書のダブルチェック

投与中

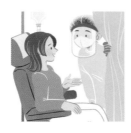

・定期的な回診

・患者の体調と
　輸液速度の確認
・バイタルサイン
・点滴刺入部の観察

・インフュージョンリアクション
・アナフィラキシー
・血管外漏出
・アレルギー
　には要注意！

投与後

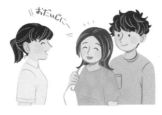

おだいじに〜

・帰宅

・遠方の方，独歩に不安のある患者には，
　ご家族などの付き添いをお願いしておく
・副作用への対処を事前に行う

自宅治療

・患者日誌

自宅での内服の様子，副作用の出現，体調変化，
血圧・体重・体温の推移などを記録してもらう

一般名（和文）	一般名（欧文）	略号	商品名
アクチノマイシン D	actinomycin D	ACT-D，ACD	コスメゲン
アクラルビシン	aclarubicin	ACR，ACM	アクラシノン
アファチニブ	afatinib	AFA	ジオトリフ
アムルビシン	amrubicin	AMR	カルセド
アレクチニブ	alectinib	ALEC	アレセンサ
アレムツズマブ	alemtuzumab	Amab	マブキャンパス
イダルビシン	idarubicin	IDR	イダマイシン
イノツズマブ オゾガマイシン	inotuzumab ozogamicin	InO	ベスポンサ
イピリムマブ	ipilimumab	IPI	ヤーボイ
イホスファミド	ifosfamide	IFM	イホマイド
イマチニブ	imatinib	IMA	グリベック
エトポシド	etoposide	ETP，VP-16	ベプシド，ラステット
エノシタビン	enocitabine	BH-AC	サンラビン
エピルビシン	epirubicin	EPI	ファルモルビシン
エベロリムス	everolimus	EVE	アフィニトール，サーティカン
エルロチニブ	erlotinib	ERL	タルセバ
エロツズマブ	elotuzumab	ELO	エムプリシティ
オキサリプラチン	oxaliplatin	L-OHP	エルプラット
オシメルチニブ	osimertinib	OSI	タグリッソ
カバジタキセル	cabazitaxel	CAB	ジェブタナ
カペシタビン	capecitabine	Cape	ゼローダ
カルボプラチン	carboplatin	CBDCA	パラプラチン
クラドリビン	cladribine	2-CdA	ロイスタチン
クリゾチニブ	crizotinib	CRZ	ザーコリ
ゲフィチニブ	gefitinib	GEF	イレッサ
ゲムシタビン	gemcitabine	GEM	ジェムザール
ゲムツズマブ オゾガマイシン	gemtuzumab ozogamicin	GO	マイロターグ
シクロホスファミド	cyclophosphamide	CPA，CPM	エンドキサン
シスプラチン	cisplatin	CDDP，DDP	ランダ，アイエーコール
シタラビン	cytarabine	Ara-C	キロサイド
シタラビン オクホスファート	cytarabine ocfosphate	SPAC	スタラシド
スニチニブ	sunitinib	SUN	スーテント
セツキシマブ	cetuximab	Cmab	アービタックス
セリチニブ	ceritinib	CER	ジカディア
ソラフェニブ	sorafenib	NEX	ネクサバール
ダウノルビシン	daunorubicin	DNR，DM	ダウノマイシン
ダカルバジン	dacarbazine	DTIC	ダカルバジン
ダサチニブ	dasatinib	DAS	スプリセル
ダブラフェニブ	dabrafenib	DAB	タフィンラー
ダラツムマブ	daratumumab	DAR	ダラザレックス
テガフール	tegafur	FT，TGF	フトラフール
テガフール・ウラシル配合剤	tegafur-uracil	UFT	ユーエフティ
テガフール・ギメラシル・オテラシルカリウム配合剤	tegafur-gimeracil-oteracil potassium	S-1	ティーエスワン（TS-1）
テムシロリムス	temsirolimus	TEM	トーリセル
テモゾロミド	temozolomide	TMZ	テモダール
ドキソルビシン	doxorubicin	DXR，ADM	アドリアシン，ドキシル
ドセタキセル	docetaxel	DTX，DOC，TXT	タキソテール，ワンタキソテール

トラスツズマブ	trastuzumab	HER	ハーセプチン
トラスツズマブ エムタンシン	trastuzumab emtansine	T-DM1	カドサイラ
ニボルマブ	nivolumab	Nivo	オプジーボ
ニムスチン	nimustine	ACNU	ニドラン
ニロチニブ	nilotinib	NIL	タシグナ
ネダプラチン	nedaplatin	254-S, NDP	アクプラ
ネララビン	nelarabine	NEL	アラノンジー
パクリタキセル	paclitaxel	PTX	タキソール
パゾパニブ	pazopanib	PAZ	ヴォトリエント
パニツムマブ	panitumumab	Pmab	ベクティビックス
ビノレルビン	vinorelbine	VNB, VNR	ナベルビン, ロゼウス
ピラルビシン	pirarubicin	THP	テラルビシン, ピノルビン
ビンクリスチン	vincristine	VCR	オンコビン
ビンデシン	vindesine	VDS	フィルデシン
ビンブラスチン	vinblastine	VLB	エクザール
ブスルファン	busulfan	BSF, BUS	マブリン, ブスルフェクス
フルオロウラシル	fluorouracil	5-FU	5-FU
フルダラビン	fludarabine	F-ara-A	フルダラ
ブレオマイシン	bleomycin	BLM	ブレオ
プレドニゾロン	prednisolone	PSL	プレドニン
ブレンツキシマブ ベドチン	brentuximab vedotin	BV	アドセトリス
プロカルバジン	procarbazine	PCZ	塩酸プロカルバジン
ベバシズマブ	bevacizumab	BV, Bmab	アバスチン
ペムブロリズマブ	pembrolizumab	Pembro	キイトルーダ
ベムラフェニブ	vemurafenib	VEM	ゼルボラフ
ペメトレキセド	pemetrexed	PEM	アリムタ
ペルツズマブ	pertuzumab	PER	パージェタ
ベンダムスチン	bendamustine	BEN	トレアキシン
ペントスタチン	pentostatin	DCF	コホリン
ボスチニブ	bosutinib	BOS	ボシュリフ
ポナチニブ	ponatinib	PNT	アイクルシグ
マイトマイシン C	mitomycin C	MMC, MITO	マイトマイシン
ミトキサントロン	mitoxantrone	MIT	ノバントロン
メトトレキサート	methotrexate	MTX	メソトレキセート
メルカプトプリン	mercaptopurine	6-MP	ロイケリン
メルファラン	melphalan	L-PAM	アルケラン
モガムリズマブ	mogamulizumab	MOG	ポテリジオ
ラニムスチン	ranimustine	MCNU	サイメリン
ラパチニブ	lapatinib	LAP	タイケルブ
ラムシルマブ	ramucirumab	Rmab	サイラムザ
リツキシマブ	rituximab	RTX	リツキサン
ルキソリチニブ	ruxolitinib	RUX	ジャカビ
レゴラフェニブ	regorafenib	REG	スチバーガ

＊略号，商品名は主要なものを掲載した．

Index

Clinical Nursing Skills
ひとりだちできる　がん化学療法看護
知識，副作用，薬の管理，治療と患者対応

2021年7月5日　　初　版　第1刷発行

編　集	小西　敏郎	（こにし　としろう）
発行人	小袋　朋子	
編集人	増田　和也	
発行所	株式会社 学研メディカル秀潤社	
	〒141-8414　東京都品川区西五反田2-11-8	
発売元	株式会社 学研プラス	
	〒141-8415　東京都品川区西五反田2-11-8	
印刷製本	凸版印刷	

この本に関する各種お問い合わせ先
【電話の場合】
・編集内容についてはTel 03-6431-1237（編集部）
・在庫についてはTel 03-6431-1234（営業部）
・不良品（落丁，乱丁）については
　Tel 0570-000577
　学研業務センター
　〒354-0045 埼玉県入間郡三芳町上富279-1
・上記以外のお問い合わせは
　学研グループ総合案内 0570-056-710（ナビダイヤル）
【文書の場合】
・〒141-8418　東京都品川区西五反田2-11-8
　　　　　　　学研お客様センター
　　　　　　『Clinical Nursing Skills　ひとりだちできる　がん化学療法
　　　　　　看護　知識，副作用，薬の管理，治療と患者対応』係

動画の配信期間は，最終刷の年月日から起算して3年間をめどとします．
なお，動画に関するサポートは行っておりません．ご了承ください．

本書に記載されている内容は，出版時の最新情報に基づくとともに，臨床例をもとに正確
かつ普遍化すべく，著者，編者，監修者，編集委員ならびに出版社それぞれが最善の努力を
しております．しかし，本書の記載内容によりトラブルや損害，不測の事故等が生じた場合，
著者，編者，監修者，編集委員ならびに出版社は，その責を負いかねます．
　また，本書に記載されている医薬品や機器等の使用にあたっては，常に最新の各々の添付
文書や取り扱い説明書を参照のうえ，適応や使用方法等をご確認ください．
株式会社 学研メディカル秀潤社